肛肠疾病综合诊治策略

主编 高善语 张腾龙 李树平 荆淑娟

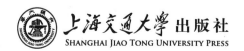
上海交通大学 出版社
SHANGHAI JIAO TONG UNIVERSITY PRESS

内容提要

本书不仅有基础知识的介绍，还包含了肛肠科常见疾病处理原则与诊治技巧，尤其重点介绍了相关疾病的病因和发病机制、临床表现、诊断和鉴别诊断、系统治疗等内容。本书适合肛肠科医务工作者参考使用。

图书在版编目（CIP）数据

肛肠疾病综合诊治策略 / 高善语等主编. --上海 ：
上海交通大学出版社，2023.10
  ISBN 978-7-313-28587-4

Ⅰ. ①肛… Ⅱ. ①高… Ⅲ. ①肛门疾病－诊疗②肠疾
病－诊疗 Ⅳ. ①R574

中国国家版本馆CIP数据核字（2023）第067302号

肛肠疾病综合诊治策略
GANGCHANG JIBING ZONGHE ZHENZHI CELÜE

主　　编：高善语　张腾龙　李树平　荆淑娟

出版发行：上海交通大学出版社　　　　　　地　　址：上海市番禺路951号

邮政编码：200030　　　　　　　　　　　　电　　话：021-64071208

印　　制：广东虎彩云印刷有限公司

开　　本：710mm×1000mm 1/16　　　　　经　　销：全国新华书店

字　　数：200千字　　　　　　　　　　　　印　　张：11.5

版　　次：2023年10月第1版　　　　　　　　插　　页：2

书　　号：ISBN 978-7-313-28587-4　　　　印　　次：2023年10月第1次印刷

定　　价：198.00元

编委会

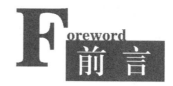

前言

近年来,随着国内外高端学术交流的频频开展与推进,临床学科细分并专业化已成为医学发展的必然趋势。由于一线医务工作者的努力,肛肠科无论是临床研究抑或是基础研究都有着长足进展,甚至取得了突破性的、带有时代特征性的标志性成果。

肛肠疾病的发病率呈逐年上升的趋势,严重影响我国人民的身心健康和生活质量。广大人民群众对该病缺乏足够的了解,也缺少必要的预防措施,加之病变部位比较隐蔽、特殊,患者往往不会积极就诊,致使该病由无到有,由轻到重,反复发作,对生活和工作都产生了不同程度的影响。随着新理论、新技术不断应用于临床实践,肛肠疾病的临床诊断方法和治疗措施发生了翻天覆地的变化,使得肛肠病患者得到更有效的治疗。为了普及肛肠疾病的最新临床诊断方法和治疗措施,我们经过长期的不懈努力,几易其稿,共同编写了这本《肛肠疾病综合诊治策略》。

本书不仅有基础知识的介绍,还包含了肛肠科常见疾病处理原则与诊治技巧,重点介绍了相关疾病的病因和发病机制、临床表现、诊断和鉴别诊断、系统治疗等内容。本书内容丰富、文字简练、实用性强,每一章节都是专家在临床医疗实践中潜心研究和总结的结晶,依据文献、贴近临床,极具临床指导价值。本书结合结肠、直肠和肛门科的常见病及临床热点问题,参考了国内外本专业重要参考书以及大量文献,将各种诊治方式的最新进展融合在书中。本书通过综合诊治的方法,以期通过更快速的方法使患者康复,以减轻痛苦。本书适合肛肠科医务工作者参考使用。

谨希望本书能对广大从业人员提高临床诊治水平起到积极的作用。然而由于编者知识和经验的局限，难免存在不当之处，恳望广大读者对谬误之处提出宝贵意见，我们将对其进行修订完善，努力使之成为精品之作。

《肛肠疾病综合诊治策略》编委会
2022 年 7 月

C_{ontents} 目 录

第一章

肛肠病检查法

第一节　一般检查

一、肛门直肠检查的部位

肛门病发生的部位常用膀胱截石位表示,以时钟面 12 等分标记法,将肛门分为 12 个部位,前面(会阴)称 12 点,后面(尾骶)称 6 点,左面中央称 3 点,右面中央称 9 点,其余依次类推。内痔好发于肛门齿状线上 3、7、11 点位,亦称母痔区。赘皮外痔好发于 6、12 点位。环形多见于经产妇或久蹲者。血栓外痔好发于 3、9 点位。肛裂好发于 6、12 点位。肛瘘瘘管外口发生于 3、9 点前面(会阴处),其管道多直行;发生于 3、9 点后面的(尾骶部),其管道多弯曲,其内口多在 6 点位附近。马蹄形肛瘘内口常在 6 点位。

二、肛门直肠检查的体位

检查及治疗肛门直肠疾病时,应根据患者身体情况和检查具体要求选择以下不同的体位。

(一)侧卧位

侧卧位是肛肠科检查及手术治疗时最为常用的体位。让患者向左或向右侧卧于检查床上,臀部靠近床边,上侧的髋膝关节各屈曲 90°,向腹部靠近,下腿可伸直,使肛门及臀部充分暴露。此位适用于老年体弱及重病的患者(图 1-1)。

(二)截石位

患者仰卧,两腿分开放在腿架上,将臀部移至手术台边缘,使肛门暴露充分。适用于肛门直肠手术和痔术后大出血的处理(图 1-2)。

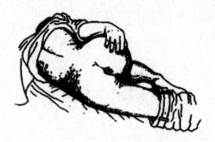

图 1-1　侧卧位

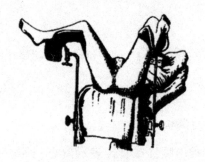

图 1-2　截石位

(三)加强截石位

患者仰卧在床上,两大腿向腹侧屈曲,两侧小腿下段近于踝关节的稍上方放在腿架上,臀部靠近床边,两大腿分开,适于肛门直肠手术,尤其肥胖者及女性更为适宜。

(四)胸膝位

胸膝位是外科疾病中最常用的检查方法,特别对乙状结肠镜检查最为方便。但由于此体位不能持久,因此对年老体弱及重患者,应酌情采用。患者跪俯检查床上,两肘和胸部紧贴床铺,两膝屈起,臀部高举,使肛门充分暴露。适用于检查直肠下部及直肠前部的病变(图 1-3)。

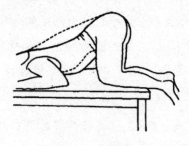

图 1-3　胸膝位

(五)倒置位

患者俯卧在特制的检查床上,髋关节弯曲,两膝跪于床端,臀部抬高,头部稍低,这种体位患者舒适,手术操作方便。适用于肛门直肠的检查及小手术。

(六)俯卧位

患者俯卧于手术床上,小腹部置一枕头,两侧臀部用胶布粘住牵引拉开。此种体位舒适,适用于肛门部疾病手术。

(七)蹲位

患者蹲下做解大便的姿势,用力增加腹压,适用于检查直肠脱垂、三期内痔和直肠下段息肉。

(八)蹲位照镜法

蹲法检查是一种简便而实用的方法,但由于检查方法受体态的限制,医务人员视触都极不方便,因此在蹲位检查方法的基础上,采用蹲位照镜检查,即蹲位时在肛门的垂直方向置一普通镜子,利用镜面的反射便能看到病变全部情况,病员自己也可以拿着镜子观看病变。此法极为简便、实用,是一种有效的检查方法。检查时应注意采光。

(九)弯腰扶椅位

患者向前弯腰,双手扶椅,露出臀部,此种体位方便,不需特殊设备,适用于团体检查。

(十)屈膝仰卧位

患者仰卧床上,屈膝弯腿,双手紧托膝部或膝窝,此法可以增加腹压,使乙状结肠和直肠降至盆底,便于检查。

(十一)膝直立位

在胸膝位的基础上,改变检查体位,让患者头胸部抬高,臀部稍低下,使乙状结肠和直肠降低,使肿瘤下移,可扪及较深部的直肠肿瘤。

三、肛门直肠检查的方法

(一)肛门视诊

首先应查看肛门周围有无血、脓、粪便、黏液、肿块及瘘管外口等,以便判断病变性质。如肛门周围有无内痔、息肉脱出,有无外痔、瘘管外口及湿疹等。然后嘱患者像解大便一样下挣,医师用双手的示、中指将肛门轻轻地自然向两边分开,使肛门外翻,观察有无病变,如内痔位置、数目、大小、色泽、有无出血点、有无肛裂等情况,或用陈氏痔疮负压数码检查仪将内痔吸出检查。这种视诊对诊断肛裂及环状痔,有时比肛门镜检查更为确切。

(二)肛门触诊

首先要触摸肛门周围皮肤温度、弹性是否正常。在病变情况下,如肛痈可触到肛门周围肿胀,皮肤灼热,肿块呈漫肿,并判断平坦或软陷、质地硬度以及中央是否有应指感等;如肛瘘则要注意是否可触及条索状硬结,外口距肛门长度,内口距肛缘深度等。

(三)直肠指诊

直肠指诊是肛门直肠疾病检查方法中最简便、最有效的方法之一。通过直肠指诊检查往往可及早发现肛门直肠的早期病变。据国内统计,有80%的直肠癌就是通过直肠指诊被发现的。因此,在临床上对初诊患者及可疑患者都应做直肠指诊检查,决不可忽视这一重要的检查方法,以免延误直肠癌肿等重要疾病的早期诊断及手术时机。

1.直肠指诊的检查方法

患者取左侧卧位,嘱患者放松肛门,医师将戴有指套或手套的右手示指涂上润滑油,轻轻插入肛门,进行触诊检查。

(1)检查肛管及直肠下端有无异常改变,如皮肤变硬、乳头肥大、硬结、狭窄、肛门括约肌收缩强弱,前方可触及膀胱、前列腺(男性)和子宫颈(女性),两侧可以触及坐骨直肠窝、骨盆侧壁,其后方可以触到骶骨和尾骨。

(2)肛管、直肠环检查,此环由内外括约肌的上缘和耻骨直肠肌下端共同构成,围绕肛管和直肠交界处。内外括约肌呈环状,而耻骨直肠肌在后面及两侧存在。检查时在肛管后方及两侧易触到,而肛管前部不易触到。

(3)检查肛管直肠前后壁及其周围有无触痛、搏动、肿块及狭窄,并应注意肿块大小、硬度、活动性及狭窄程度。对高位的肿块可改胸膝位为膝直立位或截石位,使肿瘤下移。

2.病变直肠指诊的主要表现

(1)直肠癌:在肠壁上可摸到高低不平的硬块,不活动,基底广泛,肠腔常狭窄,指套上染有脓血及黏液分泌物或脱落的坏死组织。

(2)直肠息肉:可摸到质软而可推动的肿块,基底部大小不一,边缘清楚,指套上沾有血渍。

(3)内痔：一般内痔柔软而不易摸到，但纤维化的内痔可触及硬块，如有血栓形成则可触到光滑的硬结，触痛明显。

(4)肛瘘：可触及条索状物，有时在齿线及齿线上方可触及小硬结（即肛瘘的内口）。

(5)肛门直肠周围脓肿：肛管直肠深部脓肿，可在直肠内摸到压痛性肿块。

3.直肠指诊的注意事项

(1)示指应全部插入。

(2)环形扪诊。

(3)必要时做蹲位检查（膝直立位）。

(4)注意指套上有无血渍及血渍的颜色性质。

第二节　实验室检查

一、粪便的实验室检查

粪便是由未消化的食物、经消化后未吸收的食物残渣与消化系统分泌物、消化道黏膜脱落物，以及微生物、寄生虫等组成的混合物。进行粪检验可以获得被检者消化系统功能、病理变化以及微生物和寄生虫感染等广泛的信息，可以了解消化道及通向消化道的诸多脏器的病理生理状态。

（一）粪便标本的留取

粪便标本应取蚕豆大小的一块送检，并注意选取有脓血或其他异常外观的部分送检。取标本时应注意粪便的颜色与外观，并应向医师叙述，住院患者必要时应留给医师观看粪便的形状、外观和颜色，因为这些内容对某些疾病的鉴别和诊断有一定价值。做粪便隐血试验要求3日不食用瘦肉类、含动物血类、含铁剂的药物等，避免出现干扰；如果医院使用单克隆抗体法潜血实验则可不需要注意这些问题。所留取的标本应放在洁净的不吸水的蜡盒或塑料盒内送检，千万不要用纸张包裹，因为黏液和细胞等成分会被纸张吸收和破坏，不能得到准确的结果。如是用于做粪便细菌培养用的标本，一定应使用医院实验室提供的消毒专用标本盒，以避免其他细菌混入标本中。大便标本应在收集后30分钟内送到实验室，除非是放置于培养瓶中。禁止冷冻。

（二）粪便外观的观察

1.正常粪便

正常人一般每天排便1次，粪便外观呈黄褐色，形状多为圆柱状、圆条状或软泥样；婴儿粪便呈黄色或金黄色。以细粮和肉食为主者粪便细腻而量少，食粗粮或蔬菜多者粪便含纤维多且量增多。

2.临床意义

病理情况下，粪便的外观可呈现不同的改变。患者在解大便时，应该顺便观察一下粪便的颜色及形状。

（1）稀糊状或稀汁、稀水样便，多见于各种感染性或非感染性腹泻、肠炎。

（2）黄绿色稀水样便，并含有膜状物时可能为假膜性肠炎。

（3）米泔样粪便（白色淘米水样），内含黏液片块，常见于霍乱及副霍乱，此为烈性传染病，须及早隔离治疗。

（4）当粪便内含有肉眼可见的较多的黏液时，多为肠道炎症。

（5）粪便中含有肉眼可见的脓血时称为脓血便，常见于痢疾、溃疡性结肠炎、结肠或直肠癌、局限性肠炎等。

（6）鲜血便常见于痔疮或肛门裂所出的鲜血，多附着于秘结粪便的表面。

（7）黑色粪便也称柏油便，形如柏油，质软并富有光泽，多为各种原因所致的上消化道出血，其隐血试验为阳性；而服用药物所致的黑色便无光泽且隐血试验为阴性。

（8）陈状便，形如胶冻，表面似有一层膜，常见于肠易激综合征腹部绞痛后排出的粪便，也可见于慢性细菌性痢疾病者排出的粪便。

（9）钡剂造影术后粪便可暂时呈黄白色。新生儿粪便中排出黄白色乳凝块提示消化不良。

（10）细条状或扁条状便表明直肠狭窄，多见于直肠癌。

（11）干结便多呈硬球状或羊粪样，见于便秘者或老年排便无力者。

（三）粪便的显微镜下检查

正常粪便显微镜检查一般没有红细胞或白细胞，或在高倍镜下偶见1～2个白细胞（写作0～1/HPF或0～2/HPF）。无寄生虫卵及原虫。

临床意义：粪便显微镜检查如发现以下内容可能提示某些问题。

（1）白细胞增加：肠炎时白细胞数量一般少于15/HPF、细菌性痢疾或阿米巴痢疾时白细胞数量明显增加，过敏性肠炎、肠道寄生虫病时白细胞数量也会增加,并能查到较多的嗜酸性粒细胞。

(2)红细胞增加:常见于下消化道出血、肠道炎症、溃疡性结肠炎、结肠癌、直肠癌、直肠息肉、痔疮出血、细菌性痢疾和阿米巴痢疾等。阿米巴痢疾时粪便中红细胞数量明显多于白细胞,细菌性痢疾中红细胞数量往往少于白细胞。

(3)粪便中发现寄生虫卵、虫体或原虫,则可确定有相应的寄生虫或原虫感染,这是有关寄生虫感染直接最肯定的证据。

(4)其他发现:当粪便中有较多的淀粉颗粒或脂肪滴出现时,可能与腹泻、肠炎或慢性胰腺炎有关;如有夏科-雷登结晶出现,则可怀疑为阿米巴痢疾或钩虫病;如有大量的上皮细胞出现,说明肠壁有炎症,如坏死性肠炎、溃烂性肠癌等;溃疡性结肠炎或细菌性痢疾时可发现大量吞噬细胞。此外,在粪便检查中还可发现肿瘤细胞、脂肪小滴等。

(四)粪便的化学检查

1.粪便隐血试验

又称潜血试验(OB试验),是用来检查粪便中隐藏的红细胞或血红蛋白的一项实验。这对检查消化道出血是一项非常有用的诊断指标。

(1)方法:①化学法:自 1864 年 Van Deen 发明了愈创木脂法检测便隐血以来,人们又创立了匹拉米洞法、孔雀绿法、邻-联甲苯胺法等,这些方法均基于血红蛋白(Hb)中的亚铁血红素有过氧化物酶活性,可催化过氧化氢(H_2O_2)释放新生态氧,使上述色原显色,显色的深浅反映了血红蛋白的多少,即出血量的大小。敏感性较低。存在假阳性——外源性动物食品如含有血红蛋白、肌红蛋白,其含铁血红素的作用可使试验阳性;大量生食蔬菜,其中含有活性的植物过氧化物酶也可催化 H_2O_2 分解出现阳性反应。存在假阴性——如化学试剂不稳定,久置后可使反应减弱;另外,血液如在肠道停留过久,血红蛋白被细菌降解,含铁血红素不复存在,则会使结果出现与病情不符的阴性结果;患者服用大量维生素C 或其他具有还原作用的药物,在实验中可使过氧化物酶还原,不再能氧化色原物质,也可使隐血试验假阴性。②单克隆抗体法:胶体金单克隆抗体免疫法利用金标血红蛋白-抗体与血红蛋白结合后,向上扩散分别与测试区的抗-血红蛋白抗体及对照区的血红蛋白结合,此时胶体金的颗粒聚集呈颜色反应,它只特异地针对人抗-血红蛋白抗原表位,基本排除了饮食及药物因素的干扰,被世界卫生组织(WHO)和世界胃肠镜检查协会推荐作为粪便隐血试验的一种较为确认的方法。其敏感性高,可以检测出0.2 $\mu g/mL$的血红蛋白(0.03 mg Hb/g粪便),对胃肠道出血性疾病能做到早期诊断。

(2)临床意义(正常为阴性):①消化道癌症早期,有20%的患者可出现隐血试验阳性,晚期患者的隐血阳性率可达到90%以上,并且可呈持续性阳性,因此粪便隐血检查可作为消化道肿瘤筛选的首选指标,目前多用于作为大规模人群大肠癌普查的初筛手段。②消化道出血、消化道溃疡患者粪便隐血试验多为阳性,或呈现间断性阳性。③可导致粪便中出现较多红细胞的疾病,如痢疾、直肠息肉、痔疮出血等也会导致隐血试验阳性反应。

2.胆红素及其衍生物检验

可用于严重腹泻、消化道菌群大量抑制、胆管梗阻,以及溶血性疾病的辅助诊断实验。

(五)粪便的苏丹Ⅲ染色检查

苏丹Ⅲ为一种脂肪染料,可将粪便中排出的中性脂肪染成珠红色,易于在显微镜下观察和辨认。

临床意义(正常为阴性):人们每天食入各类食物包括脂肪,正常食入的中性脂肪经胰脂肪酶消化分解后被重新吸收,如粪便中出现过多的中性脂肪则提示胰腺的正常消化功能可能减退,或肠蠕动亢进,特别是在慢性胰腺炎和胰头癌时多见。此外,肝脏代偿功能失调、脂肪性痢疾、消化吸收不良综合征时也可出现阳性结果。

(六)粪便寄生虫检查

1.镜检

常用的镜检方法有如下几种。

(1)直接涂片法:见图1-4。

(2)饱和盐水浮卵法:见图1-5。

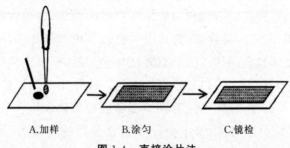

A.加样　　　　　B.涂匀　　　　　C.镜检

图1-4　直接涂片法

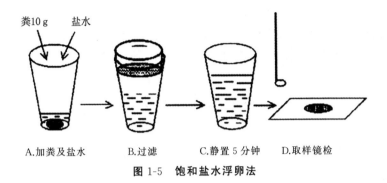

A.加粪及盐水　　B.过滤　　C.静置5分钟　　D.取样镜检

图1-5　饱和盐水浮卵法

（3）沉淀法：见图1-6。

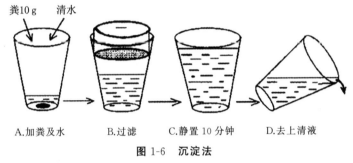

A.加粪及水　　B.过滤　　C.静置10分钟　　D.去上清液

图1-6　沉淀法

注：步骤D后，重新加水，重复步骤C、D 2～3次，再进行沉渣镜检即可。

检查寄生虫的大便标本应先在放大镜下观察颜色及外观（如成形、水样、有无黏液和血），同时应检测成虫或绦虫带片，在显微镜下找寄生虫（如虫卵、虫囊和幼虫）和大便白细胞。

肠道寄生虫病的诊断多依靠在粪便中找到虫卵、原虫滋养体和包囊，找到这些直接证据就可以明确诊断为相应的寄生虫病和寄生虫感染。但是由于虫卵和虫体在粪便中的分布高度不均一，使得目视检查和普通的涂片镜检结果重复性较差，在高度怀疑寄生虫感染的病例，应采用集卵法以及虫卵孵化实验等以提高检出率和重复性。

2.参考值

正常人粪便中应无寄生虫卵、原虫、包囊、虫体。

3.临床意义

（1）可在粪便中查到的寄生虫虫卵有：蛔虫卵、钩虫卵、鞭虫卵、蛲虫卵、曼氏血吸虫卵、日本血吸虫卵、东方毛圆形腺虫卵、粪类圆形腺虫卵、姜片虫卵、肝吸虫卵、牛肉绦虫卵、短小绦虫卵、猪肉绦虫卵、长膜壳绦虫卵等。

9

(2)可在粪便中查出的原虫滋养体和包囊有：结肠阿米巴、痢疾阿米巴、布氏阿米巴、嗜碘阿米巴、微小阿米巴、脆弱双核阿米巴等。

(3)可在粪便中查到的各种滴虫和鞭毛虫有：兰氏贾第鞭毛虫、入肠鞭毛虫、梅氏唇鞭毛虫、肠内滴虫、华内滴虫、结肠小袋纤毛虫等。

(4)可在粪便中查到的虫体和节片有：蛔虫、蛲虫、钩虫、猪肉绦虫、牛肉绦虫、阔头裂节绦虫等。

(七)粪便菌群分析

肠道细菌与人体健康密切相关，正常健康人的粪便，其每克细菌数约1 010个；肠道菌群的数量与各菌种的比例发生较大幅度的变化，超出正常范围并由此产生了一系列的临床表现，称为肠道菌群失调症。

采用粪便直接涂片法，经染色可将观察到的细菌分为四类：革兰阳性（G^+）杆菌，革兰阴性（G^-）杆菌，革兰阳性球菌，革兰阴性球菌。通过标本中4类细菌的百分比、有无比例倒置与正常菌群平衡状态的正常百分比的比较，来评价受检者的菌群状态。

1.细菌总数

观察菌群涂片首先要总览细菌总数（表1-1）。了解涂片上细菌的数量是增多还是减少，有无优势菌或真菌。细菌总数过多的情况较少见或不易引起重视。菌群失调时细菌总数多在正常、减少或消失。

表1-1　细菌总数评定标准

每油镜视野细菌数（数视野平均值）	评价
<10	显著减少
11~100	明显减少
101~500	略微减少
501~5 000	正常
>5 000	增多

2.观察革兰阳性、阴性杆菌及球菌的比率改变

该比率反映了粪便菌群的素质，它一般不受粪便稀释或浓缩的影响，所以较细菌总数有更大的意义，更能反映菌群的本质和预后。选定有代表性视野中的部分区域做细菌分类计数，需要数100~200个细菌以求得比例。不同年龄的人的比例都不一样，一般杆菌与球菌比例约为75：25。

3.菌群失调分度诊断的标准

分为Ⅰ、Ⅱ、Ⅲ度，见表1-2。

表 1-2 菌群失调分度诊断

分度	Ⅰ度菌群失调	Ⅱ度菌群失调	Ⅲ度菌群失调
临床表现	临床表现为潜伏型,临床症状不明显,是可逆的,即只要去除病因,不经治疗也能恢复	为局限型,通常是不可逆的,即不经治疗难以自然恢复。临床有慢性病的表现。如慢性结肠炎、痢疾、溃疡性结肠炎、肾盂肾炎等。仍只是数量上的变化,除慢性痢疾外多无外来菌侵入,系菌群的生理波动转为病理波动	为弥漫型,又称二重感染或菌交替症。主要表现急性腹泻,排便次数多,常见性状多呈黏液性和稀水性、脓血样便。病情重或凶险
粪便外观	粪便外观可以使正常成形软便,或不成形软便或稀便	多为程度不等的稀便,也可为黏液便、水样便、脓血便或柏油样便	多为程度不等的稀便,也可为黏液便,常呈黄绿色或黑色
涂片所见	细菌总数在正常范围,正常低值或略有减少;革兰阳性杆菌在正常低值;革兰阴性杆菌多有增加;革兰阳性球菌在正常高值或增加;类酵母样菌、梭菌常有增加;总之,仅是数量和比例轻度改变	细菌总数明显减少或无明显改变,偶见部分病例细菌显著减少;革兰阳性杆菌明显减少;革兰阴性杆菌明显增多,有时达90%以上;有的病例革兰阳性球菌增多(常见有葡萄球菌、链球菌)、杆菌和球菌比例倒置(正常值为75∶25)。类酵母或梭菌呈明显增多,总之,粪便菌群已有明确改变,Ⅱ度菌群失调应补做粪便细菌分离培养和鉴定	细菌总数呈显著减少,粪便中原来的菌群大部分成员被抑制,只有一种细菌或真菌占绝对优势,最常见有葡萄球菌、白色念珠菌、致病性大肠埃希菌、艰难梭菌、铜绿假单胞菌和肺炎克雷伯菌等。总之,原菌群中的某一少数菌成为菌群的绝对优势是Ⅲ度菌群失调症的主要特点,应同时做粪便细菌的分离和鉴定

注:应根据年龄、粪便性状、病情表现、用药治疗情况,综合进行判断菌群失调。各度之间并没有一个明显的指标性的分界线,要严格的区分是有困难的。检验者应根据患者年龄、粪便性状、病情表现、用药治疗等情况,综合进行判断菌群失调。

(八)粪便致病菌分离与培养

目前已认识到的能从粪便中发现的病原微生物达数十种之多,如沙门菌属、志贺菌属、酵母菌,以及致病性大肠埃希菌和铜绿假单胞菌等。要从大便标本的大量菌群中分离出这几十种致病菌,检验科一般采用选择性培养基如 SS 琼脂、GN 增菌液、麦康凯琼脂等。因没有一种可用于所有致病菌的选择培养基,因此临床上往往采用多种培养基联用以提高检出率。

做便培养时将无菌的咽拭子插入标本,然后在几种培养基表面涂抹,培养基上含有不同的抑制性或非抑制性药物以允许肠道正常菌群和致病菌的生长,24 小时后检查凝胶片,将可疑的菌落接种在鉴别培养基上;如果发现有伤寒杆菌和志贺菌,则还应送去做血清分型或确诊。某些微生物是少见的,有时需要特殊方法或要求才能培养出来,包括真菌(一般仅做念珠菌)、分枝杆菌、致病弧菌(如霍乱)、弯曲菌和耶尔森菌等。发现特殊微生物应向当地政府卫生部门报告。

二、粪便脱落细胞学检查

脱落细胞学在胸腔积液、腹水、痰液、尿液、支气管冲洗液及宫颈疾病的检查中具有重要意义,已得到广泛的应用和认可。肠道脱落细胞学检查却从未得到过广泛的认可,主要是因为既往人们认为脱落细胞进入粪便后会被肠道寄生菌降解,对粪便中是否可提取完整的脱落细胞存有疑虑,后来疑虑消除,但细胞提取方法烦琐,稳定性差,曾一度面临淘汰的边缘。近年来,随着"分子粪便学"的兴起,该项检查又重新得到了重视。

(一)脱落细胞的提取

结肠黏膜上皮不断脱落入肠腔随粪便排出,其更新周期约为每小时 1‰,整个大肠黏膜3～4 天即可重新更换 1 次,而生长旺盛的肿瘤组织更新更快,粪便中存在大量可供研究应用的完整脱落细胞,它们是反映结直肠黏膜上皮增生分化的窗口。提取脱落细胞可采用自然粪便,也可采用清肠粪便。提取方法几经改进,目前比较可行的有淘洗法和免疫磁珠法。细胞提取出后,或涂片固定染色或进一步提取 DNA,备后续检测用。

(二)脱落细胞的形态学检查

脱落细胞检查是一种病理诊断技术,为临床提供了直接病理学诊断依据,是目前诸多大肠癌筛检技术中特异性最高的一种。提取细胞后涂片,固定,HE 染色,镜下观察,寻找异型增生细胞、可疑癌细胞及癌细胞。该检查敏感性及特异性均很高,且操作简捷、无创、患者依从性好,有助于大肠癌的诊断及筛查,具有较好的临床应用价值。目前,我国能够给临床医师发报告的只有北京军区总医院等少数医院。

(三)脱落细胞的 DNA 含量分析

大量研究结果表明,随正常黏膜经腺瘤向腺癌的发展,DNA 含量呈逐渐增加的趋势,恶性组织细胞 DNA 含量显著地高于正常组织,96% 的恶性肿瘤患者的肿瘤细胞为非整倍体或多倍体的 DNA 含量,DNA 直方图的峰向右偏离 2C 值,一些肿瘤细胞的 DNA 值可达 6C 或 8C,因此,DNA 含量分析对肿瘤的早期诊断,具有重要意义。与形态学检查相比克服了 HE 染色光镜观察,主观判断成分较多的缺陷,且较形态学检查能发现更早期的恶性肿瘤;但是对腺瘤的诊断尚存在一定不足,主要原因是腺瘤脱落细胞的 DNA 含量变化小,核型图像分析敏感性差。

(四)脱落细胞基因检测

随着分子生物学的发展,人们认识到肿瘤的发生、发展归因于相关基因突变,而粪便中的脱落细胞包含着与大肠癌关系密切的突变基因,粪便中基因检测可望成为筛选诊断大肠癌的新方法。如能在早期检出基因突变信息,就可以获得细胞癌变的信号,从而对肿瘤的早期诊断和预防带来积极意义。

粪便 DNA 突变检测作为新近发展的技术,具有非常大的优势:①肿瘤特异性好,目标 DNA 突变只出现在大肠癌或癌前细胞中,特异性高,目标 DNA 的突变检测准确,灵敏度高,真正做到早期诊断;②易于取样,只需取一次粪便样品即可,不受时间限制;③无痛苦,对人体无损伤。因此,用粪便 DNA 诊断早期大肠癌已经成为临床诊断的研究热点之一。

大肠癌的发展是一个多阶段的过程,在这一过程中伴随着许多基因突变。85%的大肠癌是由于染色体不稳定所致,伴随着日益增多的 APC,p53 等肿瘤抑制基因及 K-ras 癌基因突变。另外,15%的大肠癌是由于微卫星不稳定(MSI)所致,主要表现在 TGFBRⅡ 及 BAX 基因突变。

与大肠癌相关的癌基因主要有 ras、c-myc、-erb2 等,与大肠癌相关的抑癌基因主要有 APC/MCC、DCC、p53 及 RB 等。在大肠癌形成过程中,ras、c-myc 癌基因和 APC、MCC 抑癌基因的改变是早期事件。Ras 基因改变主要发生在 12、13 或 16 密码子,大约 50%的大肠癌和 50%的大肠腺瘤(直径>1 cm)发现有 ras基因突变。等位基因的丢失最常见于 17p 染色体等位基因的缺失。虽然这种缺失在大肠腺瘤的各个时期都很少见到,但有人发现 17p 等位基因丢失与腺瘤向癌转变有关。17p 染色体等位基因丢失的常见部位为 p53 基因,K-ras,p53 基因是人类癌症最常见的突变基因,两者的检出对大肠癌的诊断很有帮助。包含APC 基因和 MCC 基因的 5q 等位基因的缺失占散发性大肠癌的 35%。这些基因的特异性改变可成为诊断肿瘤的标记。

虽然理论上讲检测粪便 DNA 分子是最适合于大肠癌普查筛选的方法,但该技术还存在不少问题,如:①检测灵敏度不够;②临床检验缺少足够的确切标志物;③粪便 DNA 提取步骤复杂等。因此,要使粪便 DNA 突变检测成为大肠癌普查筛选的手段,在基于免疫磁珠富集上皮细胞技术的基础上,必须在粪便样本的自动化处理、单分子克隆扩增技术等方面有进一步突破。相信随着生命科学技术的发展和仪器技术的进步,通过粪便 DNA 普查筛选大肠癌将成为现实。

另有,文献报道检测肠道脱落细胞中 COX-2(环氧化酶-2)的表达,是观察肠道炎症的一种有效、无创伤性的方法,对于炎性肠病(IBD)的诊断极有前景。

三、血清癌标志物检查

（1）CEA 是一种相对分子质量为 20 万的糖蛋白,它不仅是胃肠道恶性肿瘤的特异性抗原,而且存在于其他一些器官的肿瘤中,癌细胞分泌产生的 CEA 进入血液循环,致使消化道等癌症患者血清、血浆及各种体液中 CEA 含量异常增高。CEA 诊断消化道肿瘤的灵敏度一般为50%～70%。

（2）CA19-9 是一种神经节苷脂样物质,在血清中以黏蛋白形式存在,在消化道肿瘤的诊断方面,是一种重要的肿瘤相关抗原。

（3）CA242 抗原是一种糖类肿瘤标志物,在恶性肿瘤患者血清中 CA242 都有较高的阳性检出率。但在良性疾病或正常对照组血清中几乎不产生或含量甚微。有研究报道,CA242 对胰腺癌和直肠癌是一种有价值的标志物。

（4）CA724 是胃肠道肿瘤和卵巢癌的标志物,结肠癌中含量较高。

以上血清标志物单独应用诊断结直肠癌的阳性率均不甚满意,对有条件的患者应行肿瘤标志物的联合检测,以提高肿瘤的阳性检出率。需要指出的是各种肿瘤标志物不是恶性肿瘤所特有,联合检测在提高恶性肿瘤检出率的同时,也增加了假阳性的概率。因此,应动态追踪观察和联合检测肿瘤标志物,并结合临床表现,才能有效提高肿瘤诊断的准确率,降低漏诊率。目前以上几种肿瘤标志物被广泛用于判断手术疗效,监测术后有无复发或转移,正常情况下术后标志物水平应大幅下降,并在随访过程中进一步下降或平稳,如出现明显上升则需高度怀疑肿瘤局部复发或远处转移。

由于目前所应用的标志物均存在明显的假阳性、假阴性率,临床实际中无法应用到肿瘤的早期诊断。研究者们正在努力寻找新的标志物。据称脂类分子具有较大的希望,"科技部十一五的863课题"便给予了充分的资助,有望取得一些突破。

第三节 肛肠动力学检查

肛肠动力学检查是近 40 年来新兴起来的检查技术,是一门融力学、应用解剖学、神经生理学、生态学等多门学科为一体的研究肛肠功能及其相关疾病的一门学科,亦即所谓的肛管直肠功能检查法,是在运动状态下的功能进行定性、定量观察。指导临床诊断及治疗和评价手术前后肛管直肠功能常用的检测手段有肛管直肠压力测定、结肠传输试验检查、排粪造影、盆底肌电图、肛管内超生检查。有些检测仪器价值昂贵，一般医院没有这种设备，不能常规应用。但了解这些检查的机制、方法、注意事项及其临床意义对肛肠动力学改变性疾病的诊断有重要的参考价值。

一、肛门直肠压力测定

(一)机制

肛管内外括约肌是构成肛管压力的基础。在静息状态下，80％的肛管压力是由内括约肌张力形成的，20％是由外括约肌张力形成的。在主动收缩肛门括约肌的情况下，肛管压力显著提高，其压力主要由外括约肌收缩形成。因此，在静息及收缩状态下测定肛管压力，可了解内外括约肌的功能。

肛管直肠压测定的仪器很多，但原理相同，均由测压、导管、压力换能器、前置放大器及记录仪四部分组成。测压导管分充液式和充气式，以小直径、充液式、多导、单气囊导管为常用。压力换能器是把测得的压力信号转换为电信号。因换能器输出的电信号较小，要通过前置放大器进行放大，并通过计算机显示数字及分析处理。

(二)检查前准备

排净大、小便，以免肠中有便影响检查。不要进行指诊、镜检及灌肠，以免干扰括约肌功能及直肠黏膜影响检查结果。事先调试好仪器、准备消毒手套、注射器、石蜡油、卫生纸等。

(三)操作方法

1.肛管静息压、肛管收缩压及肛管高压区长度测定

患者左侧卧位，将带气体的测压导管用液状石蜡滑润后，从肛管测压孔进入达 6 cm，采用控制法测定，每隔 1 cm 分别测定距肛缘 1～6 cm 各点的压力。肛管静息压为受检者在安静状态下测得的肛管内各点压力的最大值。肛管收缩压为尽力收缩肛门时所测得的肛管内各点压力。静息下的各点压力中，与临近数值相比、压力增加达 50％以上的区域为肛管高压区，其长度即为肛管高压区长度。

2.直肠肛管抑制反射

指扩张直肠时，内括约肌反射性松弛，导致内压力迅速下降。正常情况下，

向连接气体的导管快速注入空气 50～60 mL,出现短暂的压力升高后,肛管压力明显下降,呈陡峭状,然后缓慢回升至原水平。出现上述变化称为直肠肛管抑制反射存在。

3.直肠感觉容量、最大容量及顺应性测定

向气体内缓慢注入生理盐水,当患者出现直肠内有异样感觉时,注入液体量即为直肠感觉容量(Vs),同时记录下此时直肠内压(P1)。继续向气体内缓慢注入液体,当患者出现便意急迫不能耐受时,注入液体量即为直肠最大容量(V_max),同样此时的直肠记录下内压(P2)。直肠顺应性是指在单位压力作用下直肠顺应扩张的能力,故直肠顺应性(C)可按以下公式计算:

$$C = \triangle V / \triangle P = V_{max} - Vs / P2 - P1$$

(四)肛管直肠压力测定的正常参考值及临床意义

1.肛管直肠测压的正常参考值

由于目前国际上尚缺乏统一的肛管直肠测压仪器设备及方法,故各单位参考值有所不同,同时还应根据患者具体情况综合分析,不能孤立地根据数值去判断,肛管直肠压各正常参考值见表1-3。

表1-3　肛管直肠测压正常参考值

检查指标	正常参考值
肛管静息压	6.7～9.3 kpa
肛管收缩压	13.3～24.0 kpa
直肠肛管抑制反射	存在
直肠顺应性	2～6 mL/cmH₂O
直肠感觉容量	10～30 mL
直肠最大容量	100～300 mL
肛管高压区长度	女性 2.0～3.0 cm
	男性 2.5～3.5 cm

2.肛管直肠测压的临床意义

(1)先天性巨结肠症:测量时直肠肛管抑制反射消失,据此可诊断该病。

(2)肛门失禁:肛管静息压和收缩压显著下降,肛管高压区长度变短或消失。直肠肛管抑制反射消失者,可致大便失禁。若仍有直肠肛管抑制反射者,不会引起失禁。对肛门失禁者行括约肌修补术或成形术者,手术前后做肛管测压,可观察术后肛管压力回升及高压区恢复情况,为判定疗效提供客观依据。

(3)习惯性便秘:可见直肠肛管抑制反射的阈值增大,敏感性降低。引起肛管及直肠静息压增高,肛管变长,耻骨直肠肌紧张。

(4)痔:桥本等报道Ⅰ期、Ⅱ期内痔肛管静息压与正常人无明显差别,Ⅲ期内痔肛管静息压明显下降,可平均下降 2196 Pa(22.4 cmH$_2$O),手术后可基本恢复正常。

(5)肛裂:Hancock 报道肛裂患者肛管静息压明显高于正常人,肛裂为(130±43)cmH$_2$O/(12 949±4217)Pa,正常人为(88±34)cmH$_2$O/(8630±3334)Pa,高差 42 cmH$_2$O/4119 Pa,同时肛管收缩波可有明显增强,治愈后可恢复正常。如术前肛管测压、对静息压明显升高者行内括约肌切断术,疗效较好,否则效果不佳。

(6)肛瘘:原宏介报道肛瘘术前压力与正常人无明显差别,手术切断内、外括约肌及耻骨直肠肌后可见肛管收缩压降低,直肠肛管抑制反射减弱,肛门失禁。

(7)其他:肛管直肠周围有刺激性病变,如括约肌间脓肿等可引起肛管静息压升高;直肠脱垂者该反射可缺乏或迟钝,巨直肠者直肠感觉容量、最大容量及顺应性显著增加;直肠炎症、放疗后的组织纤维化均可引起直肠顺应性下降。肛管直肠测压还对术前病情及术后肛管直肠括约肌功能评价提供客观指标。

二、肛管腔内超声检查

肛管腔内超声检查时近年来用于肛肠科的新技术,传统的直肠腔内超声能清晰地显示直肠壁的各层结构、主要用于直肠恶性肿瘤的诊断,而肛管腔部超声与之不同,它能清晰地显示肛管周围复杂的解剖结构,具有无创伤、操作简便、价格低廉的优点,对肛肠动力学改变的疾病中,特别是肛周脓肿、肛门失禁的诊断中有着重要的参考价值。

(一)仪器与设备

由超声探头、扫描显示仪、记录仪组成。超声探头直径约 1.7 cm,内装有频率为 7 MHz 的超声发生器,其焦距长度为 2～4.5 cm,为显示肛周结构,检查时探头通常置于带水的球体中。扫描显示仪能将图像清晰的显示与屏幕上,并进行储存,记录仪可将图像打印于纸上,供临床医师参考。

(二)检查方法

助患者排空粪便,调试好仪器后,取左侧卧位。先做指诊了解括约肌张力及润滑肛管;将已润滑带水体的探头轻柔的深入肛内,同时打开显示仪。肛管的上、中、下三部分在 B 超下显示不同的组织结构特点。肛管上部可显示耻骨直肠肌内括约肌和外括约肌深部;肛管中部主要显示内括约肌及外括约肌浅部,肛管下部主要显示外括约肌及肛尾韧带。检查时一般按上、中、下 3 个平面的顺序进行。

(三)临床意义

各种原因造成的括约肌损伤致肛门失禁者,在肛管的中、下平面 B 超图像中,可表现为回声不一的缺损区。括约肌间小脓肿、瘘管亦可在 B 超下得到显示。对内括约肌、耻骨直肠肌肥厚所致的便秘,肛管腔内超声检查也有一定的参考价值。特别是通常方法难以确诊,而一次手术失败率较高的高位脓肿诊断尤准。超声显像脓肿多表现肛周软组织内低回声或液性暗区,为圆形或椭圆形,亦有不规则形,边界模糊不清,后壁回声较强。其中不均匀低回声型为脓肿早期。软组织充血水肿,尚未形成脓肿。显示不均匀液性暗区,为脓肿中期,软组织为蜂窝织炎伴部分液化,显示均匀性液性暗区,为脓肿晚期,软组织坏死明显,大量脓液形成,显示强回声与低回声混合型,因脓肿迁延时间长,部分软组织机化,纤维组织增生多是瘘管形成所致。杨光等根据手术记录与超声检查对照,结果显示对肛周脓肿位置、范围、深度及与肛管直肠、括约肌之关系判断准确率为100％,对地位脓肿内口准确率为93.9％,高位脓肿内口位置准确率为95.8％。

三、结肠传输实验

结肠传输实验是目前诊断结肠传输型便秘的重要方法,测定方法是:不透光标志物追踪法,简单、易行、廉价、无创性、安全、可靠,无须特殊设备等优点,得到广泛的应用。

(一)机制

正常成人结肠顺行推进速度约为每小时 8 cm,逆行速度约为每小时 3 cm,每小时净推进距离约5cm。结肠推进速度可受诸多因素影响。如进餐后进餐速度可高达每小时 14 cm,但逆行速度不变;肌内注射某些拟副交感神经药物后,净推进速度可高达每小时 20 cm,而一些便秘者其净推进速度可慢至每小时 1 cm。不透光标志物追踪法,就是通过口服不透 X 线的标志物,使其混合于肠内容物中,在比较接近生理的条件下,X 线片观察结肠运动情况。尽管结肠运输时间反映的是结肠壁神经肌肉功能状态,但一次口服 20 粒同时到达盲肠,标志物在结肠内的运动不是以集团式推进,这是由于标志物从口到盲肠的运行时间受进餐时间、食物成分,胃排空功能及小肠运输等因素影响,只能了解结肠运动总体轮廓,不能完全反映结肠各段的功能状态。为保证结果的准确可靠,标志物不能过重,应与食糜或粪便比重相似,且显示清楚,不吸收、无毒、无刺激。目前,国内外已有商品化标志物供应。

(二)检查方法

受试者检查前 3 天起,禁服泻剂及其他影响消化道功能的药物,按一定标准给予饮食(每天含 14 g 左右纤维),保持正常生活习惯不作特殊改变。因检查期间不能用泻药,液不能灌肠,对那些已有多日未能排便,估计难以继续坚持完成检查者,待便后再按要求准备。因黄体期转运变慢,故育龄妇女应避开黄体期检查。检查日早餐后,吞服装有 20 粒不透 X 线标志物的胶囊 1 粒,于服药后 24 小时、48 小时和 72 小时各拍腹部 X 线片 1 张,计算标志物的排除率及其分布。读片法从胸椎棘突至第 5 腰椎棘突做连线,将大肠分为右侧结肠区,左侧结肠区、直肠乙状结肠区 3 个区域,通过者 3 个区域来描述标志物位置。标志物影易与脊柱、髂骨重叠,须仔细寻找,有时结肠肝、脾曲位置较高,未能全部显示在 X 线片上,应与注意。

(三)正常参考值

正常成人在口服标志物后,8 小时内所有标志物即可进入右半结肠,然后潴留于右半结肠达 38 小时,左半结肠 37 小时,直乙状结肠 34 小时,正常参考值是口服标志物后 72 小时至少排出标志物的 80%(16 粒)。

(四)临床意义

结肠传输试验时诊断结肠慢传输型(结肠无力型)便秘的首选方法,可鉴别结肠慢传输型和出口梗阻型便秘。前者不能手术,后者应根据排粪造影结果选择适宜的手术方式。除标志物通过时间延长外,根据标志物分布特点便秘可分 4 型。①结肠慢传输型:标志物弥漫性分布于全结肠。②出口梗阻型:标志物聚集在直肠乙状结肠交界处。此型多见,常见于巨结肠、直肠感觉功能下降及盆底失迟缓综合征。③左结肠缓慢型:标志物聚集在左结肠乙状结肠区,可能为左结肠推进无力或继发于出口梗阻。④右结肠缓慢型:标志物聚集于右结肠,此型少见。

四、排粪造影

通过向患者直肠内注入造影剂,对患者"排便"时肛管进行动、静态结合观察的检查方法,能显示肛管直肠的功能性和器质性病变,为便秘的诊断、治疗提供依据。此法先由 Broden 用于小儿巨结肠和直肠脱垂的研究。20 世纪 70 年代后期才应用于临床。我国于 20 世纪 80 年代中期由卢任华等开始临床应用研究,并制定了相应的标准。

(一)机制

向直肠注入造影剂,观察静坐、提肛、力排、排空后直肠肛管形态及黏膜相变化,借以了解排粪过程中直肠肛管等排便出口处有无功能和器质性病变。

(二)检查方法

检查前 8 小时冲服番泻叶 9~15 g 清除积粪。检查时,先将导管在透视下插入肛门,注入钡液约 50 mL,使之进入乙状结肠及降结肠远端,拔出导管,向肛门探入注射枪,注入糊状造影剂约 500 g。嘱患者坐在座桶上,调整高度使左右股骨重合并显示耻骨联合。分别摄取静坐、提肛、力排、排空后直肠侧位片,必要时摄正位片,同时将整个过程录制下来。

(三)测量项目

1. 测量项目名称

(1)肛直角:肛管轴线与近似直肠轴线的夹角。

(2)肛上距:耻尾线尾耻骨联合与尾骨的连线,它基本相当于盆底位置。肛上距为肛管、直肠轴线交点至耻尾线的垂直距离。

(3)耻骨直肠肌于肛直交界处后方压迹至耻骨距离。

(4)直肠前突深度:前突顶端至开口上下缘连线的垂直距离。

2. 测量项目正常参考值

测量项目正常参考值见表 1-4,值得注意的是排粪造影时一个动态检查过程,前后对比分析有时比孤立参照所谓"正常值"更重要。

表 1-4　排粪造影测量数据正常参考值

测量项目	正常参考值
肛直角	
静态	70°~140°
力排	110°~180°
提肛	75°~80°
肛上距	<3 cm
耻骨直肠肌长度	
静态	14~16 cm
力排	15~18 cm
提肛	12~15 cm
直肠前突	<3 cm,排空造影剂

(四)临床意义

排粪造影是诊断出口梗阻型便秘的重要检查方法,几种常见功能性出口型便秘的造影如下。

1.耻骨直肠肌失弛缓症

正常排便时耻骨直肠肌松弛肛直角变大,此病力排时肛直角增大不明显,仍保持 90°左右或更小;耻骨直肠肌长度无明显增加,且多出现耻骨直肠肌压迹。

2.耻骨直肠肌肥厚症

肛直角小,肛管变长,排钡很少或不排,且出现"搁架"征。该征是指肛管直肠结合部后上方在静坐、力排时均平直不变或少变,状如搁板。它对耻骨直肠肌肥厚症有重要的诊断价值。同时可作为与耻骨直肠肌失弛缓症的鉴别要点。

3.直肠突变

为直肠壶腹部远端呈囊袋状向前(阴道)突出。该征象可出现无症状的志愿者中,故只有膨出>3 cm 才有意义。其实并不尽然,口部巨大且开口向下的重症直肠前突必须开口小,纵深,排粪终末钡滞留三大特征并指压阴道后壁方能排便的病史为重要的参考依据。

4.直肠前壁黏膜脱垂及内套叠

增粗而松弛的直肠黏膜脱垂与肛管上部,造影时该部呈凹陷状,而直肠肛管结合部的后缘光滑连接。当增粗松弛的直肠黏膜脱垂在直肠内形成>3 cm 深的环状套叠时,即为直肠内套叠。

五、球囊逼出试验

将球囊置于受检者的直肠壶腹部,注入 37 ℃温水 50 mL,嘱受检者取习惯排便姿势尽快将球囊排出。正常在 5 分钟内排出。有助于判断直肠及盆底肌的功能有无异常。

六、盆底肌电图

受检者取左侧卧位,可用针电极、柱状膜电极或丝状电极,分别描记耻骨直肠肌外括约肌的肌电活动,可判断有无肌源性和神经源性病变,此仪器价值昂贵,仅个别大医院有此设备,除特殊需要,一般不做此项检查。

第四节 影像学检查

一、X 片

目前主要分为胸 X 片和腹部 X 片两个方面。胸片可发现严重的心肺部的病变,用于排除手术禁忌,对判断肺结核、肺肿瘤及大肠癌的肺转移有重要意义。腹部 X 片多用于腹部疾病的诊断,肠梗阻、胃肠道穿孔、巨结肠、肾结石、输尿管结石、肠气囊肿及腰骶部的病变在腹部 X 片都有一定的表现。如,腹部立位 X 片,可显示肠梗阻征象、腹腔内游离气体及血(液)腹征象。骶尾部坠胀、疼痛或可疑病变累及骶尾部者,骶尾骨 X 片可排除骶尾骨的损伤、关节炎、骨髓炎、肿瘤等。

二、瘘管造影

瘘管造影用于复杂性肛瘘的诊断。对一些位置较深、窦道腔隙较大、走向复杂的瘘管或骶前窦道,为查清其位置、大小、范围、深度、瘘道分布及内口部位,将造影剂注入瘘管后摄片检查。常用的造影剂有 30%～40%碘油、76%泛影葡胺等,检查前应做碘过敏试验。前者质地黏稠、对比强、影像清晰,但对细的瘘管注入费力,会遗漏支管。后者质地清稀、易于注入,但显影较碘油淡。具体方法是:患者取侧卧位,取带导丝套管插入肛瘘外口,将造影剂从外口加压注入瘘管内,至造影剂满溢而出为止,擦去体表的造影剂,可用敷料压迫防止造影剂外溢影响摄片效果。摄片前用铅字标示出肛门口、外口的位置,摄正侧位片。复杂性肛瘘的造影检查,常因造影剂充盈不完全,效果不甚理想。

三、动脉造影

通过动脉注射造影剂用于显示病变的部位,可以用于血管畸形、消化道出血、缺血性结肠炎及肠道恶性肿瘤的诊断。由于消化道双重对比造影、纤维内镜、CT 及超声检查的广泛运用,绝大多数肛肠疾病都能得到发现和诊断。动脉造影在肛肠疾病诊断中的运用相当局限,主要用于消化道血管性疾病的诊断,如虽经 X 线钡剂造影及纤维内镜检查仍然原因未明的消化道出血及缺血性结肠炎、肠系膜血管性疾病等。血管造影有时也用于确定恶性肿瘤向肠外浸润及转移的情况。

动脉造影在肛肠疾病治疗中的运用主要是治疗性血管造影,即血管性介入治疗,主要用于大肠癌及出血性疾病的治疗。肛肠疾病的动脉造影及介入治疗通过选择性肠系膜动脉插管进行。

(一)术前准备

造影剂、局麻药物、肝素、生理盐水、葡萄糖水、急救器材及药品。穿刺部位备皮,造影前 5 小时禁食,清洁灌肠。

(二)操作方法

按手术要求对手术野消毒、铺单、局麻、切开局部皮肤。一般多选用右侧股动脉搏动最明显处穿刺。左手固定股动脉,右手持穿刺针斜向头侧呈 45°角快速进针刺入动脉壁,出现落空感时说明穿刺针已进入股动脉。将针芯退出套管,自喷血处快速插入导引钢丝,然后将套管退出导引钢丝换上扩张器扩张动脉壁,最后拔去扩张器沿导引钢丝插入导管,接三通开关注入 50 U/mL 的肝素溶液数毫升。透视下把导管送达第 12 胸椎平面,缓缓回抽同时旋转导管寻找靶动脉开口。肠系膜上动脉开口多位于第 2 腰椎以上,肠系膜下动脉开口略低,多在第 2～4 腰椎平面。插入导管后先注入少量造影剂以判断是否确为靶动脉。将压力注射器与三通开关连接后即可造影。肠系膜上动脉用 10 mL/s,共 25 mL 泛影葡胺;肠系膜下动脉较细,用 5～7 mL/s,共 20 mL。摄片时,动脉期和毛细血管期间隔时间宜短,为 1～2 张/秒,连续 6 秒;静脉期间隔时间可较长,为每张 2～3 秒,延续至 18 秒。造影结束拔管后需局部压迫 20 分钟,然后包扎,沙袋压迫,应注意观察患者全身状况、局部有无出血以及足背动脉的搏动情况。

(三)主要适应证

1.消化道出血

必须在出血期检查。在血管造影上显示出血的直接征象为造影剂外溢。显示率与出血速度有关,一般认为出血率在 1.0 mL/min 以上才能显示溢出征象。其表面可因出血速率和部位而有所不同。出血量少时,表现为斑点状造影剂外溢;出血量大时,呈斑片状,并可见胃肠道黏膜。当动脉期血管内造影剂完全消失,外溢的造影剂则相对较迟消散。

2.缺血性结肠炎

(1)血管造影的主要表现为肠系膜动脉起始部或分支狭窄。

(2)闭塞性缺血者则显示区域性动脉显影延迟;其近端扩张,有时可呈瘤状,造影剂滞留甚至向主动脉逆流。

(3)闭塞端附近有时可见侧支循环。

3.血管畸形

(1)动脉期可显示血管明显增多,交织成团如棉球状,较小的病灶只能显示末梢血管轻度扩张、迂曲。

(2)毛细血管期可见肠管局部染色。

(3)静脉显影均提前出现。

(4)出血量达 5 mL/s 以上者均可见造影剂外漏现象。

4.肠道恶性肿瘤

(1)动脉期显示粗细不均、扭曲成团的肿瘤新生血管,邻近的正常血管或显示推移,或显示包绕肿瘤血管呈"抱球征",或受浸润被拉直。偶尔可见正常血管被包埋于肿瘤血管之中。

(2)实质期可显示经造影剂染色形成的肿瘤团块致密影。

(3)肿瘤的引流静脉显影提前且增粗。

5.克罗恩病等炎性病变

病变区的血管异常增多,迂曲并有轻度扩张。

(四)禁忌证

碘剂过敏、出血性疾病、严重肝肾功能受损及心力衰竭者。

四、结肠造影

结肠造影主要是用来诊断结肠病变的一种方法,通过从肛门插进肛管,灌入钡剂,然后做 X 线检查,可用于诊断结肠肿瘤、息肉、炎症、结核、肠梗阻等病变。造影所用的高密度物质称阳性造影剂,目前主要用硫酸钡悬液,也有用泛影酸钠水溶液,如泛影葡胺,不透 X 线,无刺激性,但其致密度下降,有时观察不充分。排泄后基本无残留,且为高渗溶液,易致腹泻。低密度物质称为阴性造影剂,主要是空气。根据造影方法不同可分为钡灌肠、气钡双重对比造影两种。气钡双重对比造影是结肠疾病最常用的检查方法之一,在发现小病变及炎症性病变方面均有明显的优点。优质的气钡双重对比造影片可以显示结、直肠黏膜的微细结构,可显示单发 2～3 mm 的微小病灶,已接近纤维结肠镜。

(一)适应证

钡灌肠主要观察结、直肠的形态、位置、先天性异常、腔内外病变以及结、直肠肿瘤、憩室病、炎症性肠病等,但对于单发＜1 cm 的病灶易于漏诊,因此钡灌肠对既往无息肉、癌症病史的无症状人群进行肿瘤筛查是不合适的。

美国肿瘤学会已将其列为结肠癌的筛选方法之一,40 岁起每 5 年 1 次。钡餐法适用于因肛门失禁难以完成气钡双重对比造影,或年老体弱等无法耐受气钡双重对比造影者。

(二)禁忌证

有结肠活动性大出血暂不做钡灌肠检查;肠穿孔、肠坏死为结肠造影的绝对禁忌证,中毒性巨结肠、腹膜炎、24 小时内的息肉活检或圈套切除患者,为其相对禁忌证。

(三)检查前准备

(1)造影前 2 天不要服含铁、碘、钠、铋、银等药物。

(2)造影前 1 天不宜多吃纤维类和不易消化的食物。

(3)造影前 1 天晚上,吃少渣饮食,如豆浆、面条、稀饭等。

(4)造影当日早晨禁食,包括开水、药品。

(5)检查前排空大便,并做清洁洗肠,再去做钡灌肠。

(四)检查方法

钡灌肠造影时多用 $30\% \sim 40\%$ w/v 硫酸钡悬液 $800 \sim 1\,000$ mL,检查前先做腹部透视,了解腹部有无异常致密阴影。患者取侧卧位,钡剂注入直肠时速度不要过快,检查过程中常需加压按摩肠道使其蠕动。气钡双重对比造影检查用 $80\% \sim 100\%$ w/v 硫酸钡悬液 150 mL 左右,因钡剂浓度高、黏稠,需使用大直径的灌肠管,老年人或小儿患者,宜采用双腔管灌肠,以免钡剂泄漏。钡剂至脾曲时再注入适量气体,检查时要求患者多次转换体位。由于结肠的扩张和气体的推进,可使全结肠的轮廓相对能清楚显示。对于结肠造口的患者,可经造口端注入造影剂,但注意防止气钡从造口溢出。

儿童的结肠造影方法与成人稍有不同:婴幼儿用 12.5% 泛影葡胺,年长儿用钡剂。造影前一般不洗肠,插入灌肠管深 $7 \sim 10$ cm 缓慢注入造影剂,婴幼儿 $50 \sim 80$ mL,年长儿 $100 \sim 150$ mL,后拔出灌肠管,在肛门部贴"O"铅字后摄正、侧位片,摄片需显示骶椎及肛门标记,用于儿童便秘的诊断。结束检查后,用开塞露或清洁洗肠排尽钡剂,尤其是先天性巨结肠症患儿,以免钡粪石形成。

(五)并发症

钡灌肠的并发症较少见,可一旦发生,结果可能是灾难性的。以下为一些已经报道的并发症:球囊充气过度或灌肠导管尖端导致的直肠穿孔;直肠撕裂或出血;结肠穿孔;钡剂性腹膜炎;钡剂相关性黏膜下肉芽肿;中毒性巨结肠;败血症;

钡剂性静脉栓塞；婴幼儿消化道逆行充盈导致呕吐、误吸。

因为钡灌肠在结肠疾病诊治中的应用已被电子肠镜取代，故其并发症明显减少。而且结肠穿孔导致的钡剂性腹膜炎，自从有了更有效的抗生素以及早期外科介入治疗后，死亡率明显下降。总之，临床中更常选择结肠镜而不是钡灌肠，来了解整个结肠的病变。

五、排粪造影

排粪造影是通过对向患者直肠注入造影剂，对患者"排便"时肛管、直肠部做动、静态结合观察，以显示该部功能性和器质性异常的一种胃肠道造影检查方法。国外20世纪60年代Phillip和Broden首先用于小儿先天性巨结肠和直肠脱垂的研究，70年代后期才逐步应用于临床。1985年以来，国内学者也相继开展这方面研究并应用于临床，为临床上便秘的诊断和治疗提供依据。

（一）适应证

排粪造影主要用于便秘的检查，能发现直肠周围组织的结构功能异常改变。

（二）检查方法和步骤

1.检查前准备

检查前日午后冲服番泻叶6g清洁肠道，或检查前2小时用0.9％氯化钠液1 000 mL灌肠，排空直肠。

2.具体方法

将导管在透视下插入肛门，注入钡液约50 mL，使之进入乙状结肠及降结肠远端，拔出导管，向肛门内插入注射枪，注入糊状造影剂约500 mL；也可将75％～100％硫酸钡悬液400～600 mL注入直肠内。如需钡灌肠与排粪造影同时进行，应先行钡灌肠，但钡剂一定要通过回盲瓣使远端小肠显影。也有用钡剂与土豆粉调和加热成类似粪便状，注入直肠内，直至有便意感为止。嘱患者坐在坐桶上，调整高度使左右股骨重合并显示耻骨联合。分别摄取静坐、提肛、力排、排空后直肠侧位片，必要时摄正位片，摄片范围要包括骶尾椎、耻骨联合及肛缘，同时将整个过程录制下来。

（三）测量指标及方法

用与照片同样放大或缩小率的测量尺测量。测量项目：主要检查肛管直肠角、肛上距、耻骨直肠肌长度、直肠前突深度等。表1-5为排粪造影各项目的正常参考值。

表 1-5　排粪造影测量数据正常参考值

测量项目		正常参考值
肛直角	静态	70°～140°
	力排	110°～180°
	提肛	75°～80°
肛上距		＜3 cm
耻骨直肠肌长度	静态	14～16 cm
	力排	15～15 cm
	提肛	12～15 cm
直肠前突		＜3 cm,排空造影剂

(四)测量方法

1.肛直角

肛直角指肛管与直肠的夹角,近似于直肠轴线(直肠远端壶腹部缘)与肛管轴线的夹角。它反映耻骨直肠肌活动情况,静坐、提肛时 ARA 减小,力排时 ARA 增大。

2.耻尾线、肛上距

肛管上部与直肠连接部中点至耻尾线的垂直距离,为肛上距。耻尾线(pubococcygeal line,PCL)是耻骨联合下缘与尾骨尖连线,它基本相当于耻骨直肠肌平面。通常静息时肛上距接近于零,提肛时位于耻尾线之上,为负值,力排时位于耻尾线之下,为正值,正常不超过 30 mm,经产妇可至 35 mm。

3.乙耻距和小肠距

乙耻距和小肠距分别为充盈钡剂的乙状结肠或小肠的最低点至耻尾线的垂直距离。正常应位于耻尾线之上,为负值。

4.耻骨直肠肌长度

耻骨直肠肌于肛直交界处后方压迹至耻骨的距离。

5.直肠前突深度

前突顶端至开口上下缘连线的垂直距离。

6.骶直距

直肠底骶前间距。充盈钡剂的直肠后缘至骶骨前缘的水平距离,分别测 S2、S3、S4、骶尾关节及尾骨尖 5 个水平距离。正常参考值:≤2 cm。若增大,提示骶直分离。

7.肛管长度

肛管与直肠接合部的中点至肛管外缘距离。正常参考:2.5～3.5 cm。

8.骶椎及骶尾椎的曲率

分别于第一骶椎的前缘至第五骶椎的前缘或者尾骨尖的连线,然后分别在骶骨曲度各线最高处做一垂线,其长度为其曲率。正常参考值:骶椎曲率16.9±5 mm,骶尾椎曲率31.8±7.48 mm。

(五)X线影像表现

1.直肠前突

亦称直肠前膨出,为直肠壶腹部远端呈囊袋状突向前方(阴道)。造影时可见直肠远端呈"鹅头角"样、袖口样、袋状样膨出,有广底形、狭小形,有高位型和低位型。前突内钡剂滞留有临床意义,多见于经产妇。根据前突的深度分为轻度(0.6～1.5 cm)、中度(1.6～3.0 cm)、重度(≥3.1 cm)。有人认为只有直肠膨出大于3 cm才有意义,其实并不尽然,口部巨大且开口向下的重度直肠前突也未必造成粪便嵌塞。因此,真正具有病理意义的直肠前突必须具备开口小、纵深远、排便终末钡剂滞留三大特征,并以患者有用手指或其他物品挤压阴道后壁方能排便的病史为重要参考依据。分度对临床制订治疗方案有很大帮助,一般轻度者不宜手术,中度者经手术修补后效果良好。为了更好进行手术,还有将前突分为高鼻型、憩室型和横峰型者,根据测定值,分别采用不同的修补术。

2.直肠黏膜内套叠

直肠黏膜脱垂是指直肠黏膜增粗、松弛、下移脱垂至直肠下段、肛管上部。造影时该部呈凹陷状,而肛管、直肠结合部的后缘光滑连续。当增粗松弛的直肠黏膜脱垂在直肠内形成大于3 mm深的环状套叠时,即为直肠内套叠。可分为直肠与直肠套叠、直肠与肛管套叠,两者的鉴别有时很困难。张胜本、龚水根等认为用稠钡做排粪造影同时结合盆腔碘水造影有助于两者的鉴别。早期可见直肠前壁黏膜内脱垂(AMP)。绝大多数套叠位于直肠远端,测量时要标明套叠的深度和套叠与肛门距离,依照套叠的深度和厚度将其分为四度:Ⅰ度皱襞深3～15 mm,Ⅱ度16～30 mm,Ⅲ度≥31 mm,Ⅳ度为直肠外脱垂。直肠黏膜脱垂及内套叠同样可出现于无症状自愿者中,只有那些引起排钡中断和梗阻的黏膜脱垂或内套叠,才是排便梗阻的真正原因。结合测量套叠肛门距,即可反映其患病程度,又可提示被涉及直肠的长度,为临床治疗提供可靠依据。

3.盆底疾病

(1)耻骨直肠肌失弛缓征:正常排便时,耻骨直肠肌松弛,肛直角变大。该症患者力排时肛直角增大不明显,仍保持 90°左右或更小;耻骨直肠肌长度无明显增加,且多出现耻骨直肠肌压迹。

（2）盆底痉挛综合征:为用力排钡时盆底肌肉收缩而不松弛的功能性疾病。当力排时肛直角不增大,仍保持 90°左右或更小,且多出现耻骨直肠肌痉挛压迹,即可诊断。本征常合并其他异常,如合并直肠前突时则出现"鹅征"。即在力排片上,前突的直肠似鹅头,肛管似鹅嘴,痉挛变细的直肠远段似鹅颈,直肠近段和乙状结肠似鹅身尾,宛如一只正在游泳的鹅。该征象对诊断盆底痉挛并直肠前突有确诊价值。

（3）耻骨直肠肌肥厚征:该征是便秘的主要原因之一。其排粪造影表现有:肛直角变小,肛管变长,造影剂不排或少排及搁架征。所谓搁架征,即静坐、提肛和力排时耻骨直肠肌部平直不变或少变呈搁板状。卢任华等认为出现搁架征即可诊断耻骨直肠肌肥厚征。而田波等认为部分耻骨直肠肌瘢痕化较重也可出现搁架征,而非耻骨直肠肌肥厚征所特有,故诊断还须结合结肠运输试验、球囊逼出试验及盆底肌电图等检查。

（4）耻骨直肠肌肥厚及耻骨直肠肌综合征（PRS）与盆底痉挛综合征（SPFS）的鉴别:耻骨直肠肌是肛门括约肌中最重要的组成部分,它参与控制肛直角的大小,对维持肛门自控起着关键作用,耻骨直肠肌肥厚挛缩对直肠远端后壁造成深压迹,力排时压迹变深,肛直角变小,排钡困难稀少。当合并典型的搁架征时,即肥厚挛缩的耻骨直肠肌如搁板,排便时不能下降,力排时直肠远端后壁的深压迹,其形态和位置固定不变如搁架,可诊断为耻骨直肠肌综合征。当合并典型的"鹅征"时,即耻骨直肠肌肥厚合并直肠前突,将力排相照片竖摆（耻骨联合朝上）,直肠前突部似鹅头,肛管似鹅嘴,变细的直肠远段似鹅颈。该征象对诊断盆底痉挛并直肠前突有确诊价值。

4.盆底及会阴下降、内脏下垂

正常肛管上方恰好位于耻尾线以下或同一水平,正常排便时约为 3 cm（经产妇 3.5 cm）。力排时肛上距大于 3 cm 即可称为会阴下降。临床常伴其他异常,如直肠前突、黏膜脱垂、内套叠等。

盆腔内充盈钡剂的小肠、乙状结肠的下缘低于耻尾线以下,称为内脏下垂。子宫后倾、下垂可见较大的子宫后倾,排便时压迫推移充盈钡剂的直肠,造成排出困难。

5.肠疝

盆底肠疝为充盈钡剂的小肠、乙状结肠嵌入子宫直肠凹或者膀胱直肠凹,压迫直肠中下端,并见有疝囊。可分为乙状结肠疝、小肠疝、混合型疝、会阴疝。

6.骶直分离

骶前脓肿、骶前病变、肥胖患者都可以引起骶直分离。排粪造影对诊断直肠前突和直肠内脱垂等颇有价值,但不能显示盆底腹膜,难以识别盆底疝,不易鉴别用力排粪时出现的直肠垂叠与"正常"的黏膜皱褶等。因此,随着该项技术的成熟应用,目前已开始采用排粪造影同步腹腔、阴道、膀胱多重造影,进一步研究盆底异常。

7.内括约肌失弛缓征

在对便秘者进行排粪造影时,有时会遇上患者在整个过程中肛管不开或偶尔开放一两次,即使加大力量排粪也不排或仅排出少量钡剂,而肛直角、肛上距等均属正常范围,患者做力排动作时肛指诊有紧缩感,推测其为内括约肌异常收缩所致。对这种现象的本质还须进一步深入研究。

(六)评说

排粪造影是对在排粪过程中表现出的直肠、肛管的一系列器质性病变和功能性异常的检查方法。排粪造影对确定功能性便秘的病因有明显的优点,可发现结肠双对比或纤维内镜无从发现的功能性异常,如盆底及会阴下降、直肠前突、黏膜脱垂、盆底痉挛等。对于长期便秘或排粪障碍患者,在排除器质性疾病的基础上应首选排粪造影。但对于排粪造影正常的便秘患者,应注意其他原因所致,如结肠癌、结肠运输功能迟缓等。

排粪造影能显示直肠、肛门部位的器质性病变和功能异常。可见排粪造影对便秘不仅能进行诊断,而且能对具体疾病进行分型,同时能诊断出是否几种疾病共存。既能筛选外科手术适应证,又能进行术前术后比较以观察手术效果,还能观察各种非手术疗法的疗效。特别是多种疾病并发存在时,排粪造影可以做出完整的诊断。排粪造影的正确应用为肛肠医师制订治疗方案及观察手术疗效提供了客观、科学的依据。

由于排粪造影时患者受周围环境、心理承受能力、情绪、排便习惯的影响,或对所做的排便动作把握不准,均易造成一些误差。因此,应结合肛门直肠指诊、盆底肌电图及其他临床资料进行综合分析。另外排粪造影可用于直肠癌 Miles 加臀大肌成形术后的疗效观察。因此,对排粪造影的 X 线表现、临床应用可进一步探讨和研究。

六、排粪造影同步腹腔、阴道、膀胱等多重造影

便秘患者行排粪造影同步腹腔、阴道、膀胱等多重造影,在排粪造影检查的

同时予腹腔内注射造影剂,从而加强造影效果。包括盆腔造影,阴道涂以钡剂,结合排尿膀胱造影和排粪造影。测量肛直角、会阴位置、盆底腹膜位置、膀胱位置。

便秘病因繁杂,病程长短不一,伴随症状复杂多变,除排便障碍症状外,常伴随排尿障碍症状以及会阴部坠胀、白带增多、性交疼痛等妇科症状。随着现代学科分支越来越细,肛肠科、泌尿科及妇科医师常将研究的重点放在本学科领域,难以顾及相关学科的疾病及其相互影响,而使他们感到困惑的是,尽管解决了本学科的疾病以后,患者症状往往并不能得到全面的改善,疗效也不令人满意。如果我们将盆腔各器官看作一个有机的整体,了解它们之间的相互影响及依赖性,而不是人为地将其分为几个器官,或许能够有效地解决便秘的诸多症状,避免术后并发症的发生。

(一)操作方法

1.检查前准备

患者不做肠道准备,排空膀胱,碘过敏试验阴性。

2.检查方法

患者仰卧位,下腹部消毒后于脐右侧 4 cm 和脐下 3 cm 腹腔穿刺,注射欧乃派克(Omnipaque)50~60 mL 入腹膜腔内。常规消毒会阴部,插入导尿管并注入 25%泛影葡胺 120 mL 后拔除,改立位,嘱受检者深呼吸数次,使腹腔造影剂引流入盆腔及 Douglas 陷凹。受检者端坐于特制排便桶上,于直立正位及标准侧位、静息相及力排相各摄片一张,观察膀胱及盆底腹膜的形态及下降程度。受检者左侧卧于检查床上,头部抬高约 10 cm,经肛管向直肠内注入稠钡剂 250~300 mL,直至受检者有明显胀满感。肛管及已婚女子阴道内放置浸钡标志物,受检者取标准侧位端坐于排便桶上,在电视监视下,摄排便前静息相、力排过程中及排便终末相盆底侧位片,观察排便及排尿形态动力学变化,整个过程约 30 分钟完成。

3.测量指标

(1)肛直角:肛管轴线与直肠下段轴线相交所形成的背侧夹角。

(2)会阴位置:以耻骨直肠肌压迹中点代表盆底会阴水平。以坐骨结节下缘水平线为参照,两点间的垂直距离表示会阴位置。

(3)盆底腹膜位置:以 Douglas 陷凹最低点代表盆底腹膜水平,以坐骨结节下缘水平线为参照,两点间的垂直距离表示盆底腹膜位置。

(4)膀胱位置:以膀胱颈最下缘代表膀胱水平,以坐骨结节下缘水平线为参照,两点间的垂直距离表示膀胱位置。

以上所测指标在参照线水平以上为正值,以下为负值。各指标的变化程度均以力排相减去静息相所得差值表示。

(二)临床意义

多重造影通过全盆腔脏器显影,在研究排便过程中肛、直肠形态的同时,观察膀胱、女性生殖器官及盆底腹膜的变化及其影响,全面反映了排便过程中盆腔各器官之间相互支撑或外压的作用,如盆底腹膜疝压迫直肠前壁或直肠前突的颈部,膀胱脱垂压迫阴道前壁,后倾的子宫将直肠压向骶骨岬等。排粪造影同步腹腔阴道膀胱等多重造影在诊断直肠内脱垂和直肠前突的阳性率明显高于临床物理诊断,多重造影对于盆底腹膜疝、膀胱脱垂、子宫后倾等临床物理检查难以发现的隐匿的盆底疾病,提供了形象直观的诊断依据,提高了诊断的准确性,有助于选择正确合理的手术方式。

多重造影是研究便秘患者盆腔器官及盆底形态的一种动静态结合的较为形象、客观、有效、易行的影像学检查方法。它使诊断更加准确全面,有助于选择正确合理的治疗方式,决定是否需要手术和手术的类型,并为手术纠正的范围和程度提供了客观依据,从而避免了对不需手术者误施手术,对仅需经肛门手术者误施剖腹手术。但对伴有潜在的诸如盆底及腹膜病、膀胱突出、子宫后倾等并发症者,非手术治疗无效时,应考虑剖腹手术或经阴道前壁修补术,只有这样才能有效地提高治愈率。

七、X线计算机断层扫描(CT)

CT 是用 X 线束围绕身体某一部位做轴向横断扫描,透过人体的 X 线衰减强度由检测器检测,再经放大、转换、处理后,在计算机内得到人体检查部位的断面图像。CT 具有高密度分辨力,能分辨普通 X 线无法识别的人体软组织、器官,测定 CT 值能定量分析阴影的密度,由此推测病变的组织特性。CT 能分清肠腔内、外肿瘤,显示肿瘤的形态、浸润程度、邻近组织、器官受累情况、淋巴结有无肿大、远处转移。

内镜检查、磁共振检查和钡剂造影检查对评价肛肠病变是首选的主要方法,但 CT 在某些方面仍有其独特价值。钡剂和内镜两者主要局限于检查肠腔的内表面、管径和形态,对壁内或腔外的病变仅能提供间接征象,CT 不仅能显示管腔内病变,还可看到肠壁及其附近的组织和器官。由于 CT 显示的是横断面解剖平面,可避免体内各种组织的相互重叠。因此,对评价腔外病变 CT 显然较钡剂的"腔内造影"优越。

(一)检查前准备

检查前 4～6 小时口服 3‰的泛影葡胺 500 mL 或用 200～500 mL 于检查前灌肠,检查前半小时口服 500 mL 以充盈胃和小肠。

(二)结直肠 CT 正常表现

结肠腔内有造影剂及气体,肠壁外有较厚的脂肪层,所以结肠壁可清晰显示。依肠管走行不同,在 CT 断面上可为环形或管形,如肠管长轴与扫描平面垂直则为环形,如升、降结肠及直肠;如肠管长轴与扫描平面平行则为管形,如横结肠及乙状结肠。结肠袋可显示。正常肠壁厚度一般在 5 mm 以内,超过 5 mm 应怀疑异常,超过 10 mm 可肯定为异常。阑尾不常看到,正常阑尾呈小环状或小管状影,腔内可有气体。肠内粪块呈不规则形,与肠壁无粘连关系,密度不均,其内散在斑片状积气影。

(三)结直肠肿瘤的 CT 表现

CT 对结直肠肿瘤诊断的敏感性及准确性在很大程度上取决于肿瘤的大小及检查方法是否得当,如肠道准备充分、检查方法得当,一般能发现 1～2 cm 的肿瘤。

1.结直肠癌

结直肠癌在 CT 上可表现为局限性腔内软组织肿块影、肠壁局限性或全周性增厚。肿瘤密度一般均匀,较大肿瘤可因缺血坏死而出现局灶性低密度区。肿瘤常呈分叶状,不对称。如扫描平面与肠管长轴平行,可见管状肠管有局限性壁增厚,与邻近正常肠管分界清楚。如管壁呈环形增厚,在横断面上呈"炸面包圈"样改变。黏液腺癌密度较低,为 20～30 HU,肿瘤钙化相对多见。强化后检查病变增强程度决定于造影剂的量及浓度、注药速度及扫描速度,Bolus 增强后病变一般增强 10～30 HU。

CT 对结直肠癌的分期方法尚未统一,依照 Megibow 等的分期方法,将结肠癌分为 4 期:Ⅰ期,腔内息肉型肿块,肠壁不增厚;Ⅱ期,肠壁增厚,超过 1 cm,无周围组织浸润;Ⅲ期,周围组织轻度受累;Ⅳ期,周围组织及器官明显受累和/或远处淋巴结转移。

结直肠癌可以侵犯腰大肌、精囊、前列腺、子宫和卵巢等器官,常转移到肝脏、腹腔及腹膜后淋巴结。肿瘤及腹膜后转移的肿大淋巴结可压迫输尿管引起肾盂积水。如在肠周脂肪内见到软组织肿块或密度增高,说明瘤组织已扩展到肠管以外;如在肠管以外有液体积聚,说明有肠管穿孔、浆膜受累。肿瘤与邻近器官间脂肪层消失只能怀疑有肿瘤的浸润,但不能肯定。如膀胱内有气体,说明有结直肠膀胱瘘。肝脏是结直肠癌最常见的转移部位,多表现为多发球形低密度灶,密度均匀,为 $10 \sim 40$ HU。黏液腺癌肝转移灶内常见钙化,边缘不锐利,注射造影剂后增强不明显。腹膜种植转移可形成腹水,并可形成散在的腹膜结节,大网膜可增厚,边缘模糊。转移淋巴结直径一般 >15 mm,但 <15 mm 的淋巴结也可有转移,有时转移淋巴结与扩张的静脉较难鉴别,可行增强扫描。

CT 是结肠癌术后评价的基本方法,可用于观察术后短期并发症、复发及转移。可观察的短期并发症有:吻合口瘘、腹膜炎、腹腔脓肿和血肿等。术后早期由于局部有未吸收的出血、肉芽组织及纤维组织,可显示一软组织影,但连续随访可见逐渐变小,边缘逐渐变清。因此,最好在术后 $2 \sim 4$ 个月进行第 1 次 CT 扫描留作参考基样,以便与以后的 CT 复查结果对照。如在 CT 随访过程中发现肿块逐渐增大,且边缘越来越不清,应考虑有复发。由于复发的肿瘤组织多位于肠腔外,所以钡灌肠及结肠镜检查的诊断价值有限。CT 不但可发现有无复发,且可观察肿瘤累及的范围及有无转移,因此,CT 可作为首选的术后复查方法。

2.结肠的恶性淋巴瘤

结肠的恶性淋巴瘤较为少见,CT 表现不一,可表现为局部灶性壁内病变或浸润一段肠管导致轻度的肠壁环形增厚,也可以表现为单个或多数的巨大肿块,或弥散性细小结节及较广泛的肠壁增厚。若伴有脾大和腹膜后或肠系膜的淋巴结肿大更有助于明确诊断。

3.结肠脂肪瘤

结肠脂肪瘤为罕见的缓慢生长的脂肪性肿瘤,一般单发,偶尔多发。发病高峰是 $40 \sim 70$ 岁,女性略多见。肿瘤由分化良好的脂肪组织构成,周围有纤维性包膜,切面呈黄色,有小分叶。$90\% \sim 95\%$ 位于黏膜下,$5\% \sim 10\%$ 位于浆膜下。通常位于固有肌层的表面,肌层收缩时使肿瘤突入腔内,形成有假蒂的腔内息肉。结肠的脂肪瘤、回盲瓣的脂肪瘤或瓣膜的脂肪瘤样浸润在 CT 检查时一般均易于确诊。这是由于脂肪组织在 CT 检查时具有特别低的 CT 值,常在 $-120 \sim -80$ HU,一般均低于 -20 HU 的均匀性肿块,为特征表现。有些伴有溃疡的脂肪瘤,在基底部有线条状软组织影,为增厚的纤维血管隔,不应误为脂肪肉瘤。结肠是消化管良性肿瘤的好发部位,占 $65\% \sim 75\%$,最常见于盲肠和左半结肠,其次是乙状结肠。最常见的肿瘤为腺瘤性息肉,其次为脂肪瘤。不应将回盲瓣的真性脂肪瘤误为脂肪过多症,前者脂肪有包膜,为界限清楚的肿块,由瓣膜向外突出,后者为脂肪弥散性浸润,瓣膜普遍增大。罕见的结肠脂肪过多症为无数小的脂肪沉着,不应误为脂肪瘤。

4.结肠的平滑肌肉瘤

结肠的平滑肌肉瘤罕见,是起自肠壁的巨大的分叶状外生性软组织肿块。特征的 CT 表现是异常大的肿块,常见中心坏死与液化。CT 可见较大的不规则的中央低密度区,常见液面形成。肿瘤呈卵圆形或圆形,完全液化时表现为充满液体的外壁稍增厚的囊性肿块,附着于一段肠管上。若查不到附着的部位,病变可能误认为胰腺假性囊肿或肠系膜囊肿,在盆腔内时亦可误认为是卵巢囊肿。平滑肌肉瘤只有局部扩张和血源弥散而不经淋巴转移,因而一般看不到肿大的转移性淋巴结。

5.良性神经鞘肿瘤

良性神经鞘肿瘤发生在结肠十分罕见。胃肠道神经源性肿瘤,是根据其起源于神经鞘或神经节进行分类,来源于神经鞘者分类混乱,曾应用多种病名描述其内部结构和起源部位。但多数神经鞘瘤被认为是多发性神经纤维瘤病的一部分,无神经纤维瘤病仅侵及结肠者罕见,该肿瘤趋向于位于黏膜下并有中心溃疡。CT 表现为软组织密度肿块,无囊变或液化,一般触之可移动。CT 对肿瘤的腔外成分和周围结构的关系能提供有价值的资料。

(四)评说

目前,肛肠外科中的 CT 检查主要用于以下几方面:①恶性肿瘤的术前分期和评估,以便做出治疗计划。②发现复发的大肠肿瘤,并明确其病理分期,便于临床上及早处理。③恶性肿瘤治疗后的随访。④阐明钡剂检查或内镜所发现的肠壁内和外压迫性病变的内部结构,直肠腔内、壁内和腔外肿块的鉴别,便于进一步明确其性质。⑤评价引起大肠移位的原因。⑥对钡剂检查发现的腹部肿块作出评价,明确肿块的起源及与周围组织的关系,通过增强检查还能显示出肿块内部的细微结构。⑦测定 CT 值可鉴别囊性或实质性病变、脂肪瘤、血管瘤等,还可判断病变有无出血、坏死、钙化和气体存留,这是一般放射学检查所不及的。⑧其他检查技术如钡灌肠和内镜未发现明显病变或有可疑者。

CT 可对已知肿瘤进行分期,作为选择治疗方案的依据;诊断手术并发症;确定有无肿瘤残留、复发和转移有积极的意义。虽 CT 检查价格降低,临床应用越来越广泛,但 CT 不应作为肛肠疾病检查的首选方法,更不能取代常规检查及内镜检查。而三维腔内超声的出现克服了现在使用的二维腔内超声中存在的缺点。一般认为,CT 的准确率低于腔内超声或 EL-MRI。

八、MRI 检查

MRI 是通过人体内氢原子核在外加恒定磁场中发生共振运动,产生能级和相位的变化,经计算机运算处理而得到人体某一部位的图像。1946 年,美国斯坦福大学的 Bloch 和哈佛大学的 Purcell 发现了物质的磁共振现象。1973 年,Lauterbur 发表了 MRI 技术,使磁共振不仅用于物理学和化学,也应用于临床医学领域。近年来,MRI 技术发展十分迅速,已日臻成熟完善。由于直肠解剖位置特殊,被盆腔内脂肪固定,蠕动较弱,使之成为消化道 MRI 检查最成功的器官。但在过去的几十年间,MRI 在诊断肛肠疾病的报道并不多见,主要原因在于 MRI 检查费用较高以及检查时间较长。但随着 MRI 检查费的下调以及磁共振(MR)机扫描速度不断提高(目前高档 1.5MR 机的扫描速度已接近 MSCT),以磁共振成像上问题迎刃而解。

MRI 与 CT 的成像原理不同,具有以下优点:①无电离辐射,对机体无不良影响;②可直接作出横断、冠状、矢状或各种斜切面图像;③比 CT 对软组织分辨率高;④伪影少;⑤不需注射造影剂显影;⑥可直接显示血管结构。其缺点有:①空间分辨率较 CT 差;②对体内金属异物、金属起搏器会产生"导弹效应";③价格昂贵。

(一)适应证

1.直肠肿瘤

MRI 在肛肠科主要用于结直肠肿瘤的辅助诊断。早期研究指出,MRI 和 CT 在直肠癌分期方面作用相仿。新的研究显示,对肿瘤在直肠壁内浸润深度以及局部淋巴结转移的判断等于或强于 CT。肿瘤侵犯盆底肌和骨骼时,MRI 显示较佳。直肠内线圈 MRI,对肿瘤浸润深度的观察较理想。直肠癌术后,对局部复发与瘢痕组织的鉴别,MRI 优于 CT,复发肿瘤组织在 T_2 加权图像上其信号高于瘢痕。MRI 对引起肠梗阻的结肠肿瘤显示特点是,在 T_1 和 T_2 加权图像,肿瘤信号强度明显不同于梗阻近端肠襻内积液的信号强度。

2.评估肛门、直肠功能

磁共振成像的出现为评估肛门、直肠功能提供了新的方法。使用体表或肛门内螺旋的 MRI,可以得到清晰的肛门括约肌图像,有助于评价肛管括约肌的损伤和先天性肛肠畸形患儿肛管括约肌的发育状况。

3.瘘管的检查

利用 MRI 也可以诊断瘘管,观察、研究瘘管的走向与周围组织、间隙、括约肌、肠壁的空间结构。但由于价格昂贵,尚不能作为常规检查。

（二）临床特点

1.肛瘘的 MRI 检查

无电离辐射 MRI 软组织分辨率高，能直接三维成像，因盆腔器官运动少，能采集到高质量的图像，能显示肛瘘瘘管的走行及与括约肌的关系。1989 年，该技术始被用于肛周克罗恩病的诊断。MRI 扫描序列各有不同，但较多的报道是自旋回波序（SE），且以轴位为常规检查方法，它能评估瘘管与括约肌的关系，冠状位像能提高内口的显示率，而矢状位价值有限。

（1）自旋回波 T_1 加权、T_2 加权序列：T_1 加权序列能显示外括约肌、肛提肌，肛瘘管壁呈低信号，但不能显示肛管黏膜、黏膜下及内括约肌。因肛瘘管壁及肛周各组织结构均为低信号，有时两者 T_1 加权平扫很难鉴别，所以 T_1 加权序列对诊断肛周瘘管帮助不大。T_1 加权 Gd-DTPA 增强扫描能使富血管的炎性瘘管边缘增强，明显改善肛瘘及脓肿的显示。T_2 加权显示瘘管亦较好，呈高信号。

（2）短时翻转恢复序列（STIR）：软组织病理性改变，如水肿，在 STIR 序列呈高信号，而脂肪组织呈低信号，与 T_2 加权平相比，STIR 明显提高瘘管的检出率，特别是肛瘘的瘘管分支检出率得到提高。STIR 序列的扫描时间明显短于 SE-T_1 加权参数，但 STIR 序列在肛瘘的显示上也存在一些不足之处，因 STIR 序列是一种对水较敏感的序列，对分泌物少的非活动性瘘及术后瘢痕形成的瘘道不敏感。

（3）直肠线圈：MR 直肠线圈是一种表面线圈，因它贴近受检组织，能接受到较弱的磁共振信号，提高空间分辨率，能数倍提高肛管括约肌群的信噪比，据文献报道，其肛瘘的内瘘口检出率可达 80%，但对复杂性肛瘘的敏感性低于体线圈，因它只能显示括约肌及肛管附近的瘘管，其检查价值受限。插入的直肠线圈可能压迫瘘管，影响瘘管的显示，导致产生假阴性结果，有时因为线圈贴近受检区形成过强辐射，信号过高而形成一种瘘管假象。作为一种"侵入性"检查方法，患者有一定痛苦，约 1/6 的患者难以耐受此检查。

（4）快速小角度激发成像（3D-FLASH）：此序列是一梯度回波序列，它采取层块采集，信号无丢失，扫描时间比 SE-T_1 加权、STIR 要短，图像分辨率高，应用 T_2 加权 3D-FLASH 序列平扫加增强图像减影技术可提高瘘管信号强度，降低周围软组织信号，使瘘管的显示更为突出。此序列结合 STIR 序列可作为肛瘘检查的常规方法，它既可提高肛瘘检出率，又明显缩短了检查时间。

总之，MRI 是一种快速、无损伤及具有相当高准确性的肛瘘检查方法，能为肛肠外科医师提供外科手术所需的解剖及病理资料。

2.直肠癌的 MRI 检查

MRI 检查在判断直肠癌能否切除的同时,还对具体术式的选择提供了有用的信息。

(1)直肠癌 MRI 分期标准:MRI 分期参照 CT 分期的方法:Ⅰ期为直肠腔内息肉样肿物,肠壁无增厚;Ⅱ期为肠壁增厚(>0.5 cm),肿瘤未侵及周围组织;ⅢA 期肿瘤侵及周围组织,未达盆腔壁;ⅢB 期肿瘤扩展达盆壁;Ⅳ期有远处转移。手术病例分期依据 Dukes 分期法,A 期为病变位于肌层以内,B 期为侵犯全层但无淋巴结转移,C1 期侵犯全层并肠旁淋巴结转移,C2 期侵犯全层并供血血管、系膜淋巴结转移,D 期有远处转移。

(2)直肠癌的 MRI 征象:直肠肌层的 T_1WI 和 T_2WI 均为低信号,直肠黏膜 T_1WI 呈稍高于肌层的低信号,直肠黏膜 T_2WI 的信号也稍高于肌层。直肠癌 MRI 表现主要是肠腔内息肉样病变、肠壁增厚的局部肿块,肿瘤 T_2WI 呈高信号一般以在充气适当时肠壁厚度>0.5 cm 作为肠壁增厚的标准,但是无特异性。除直肠黏膜外,腔内气体与腔外脂肪之间出现的中等信号在被证实前都应视为异常。正常肌层的低信号连续性中断及消失均提示肿瘤侵犯肌层。肿瘤的定性有赖于病理学检查。肿瘤侵犯直肠周围脂肪的表现为肠壁不光整,肠周脂肪部分模糊消失,毛玻璃状、斑片状或条带状异常软组织信号。肿瘤侵犯邻近器官表现为与邻近器官(子宫、膀胱、前列腺、精囊及盆腔结构)的脂肪间隙消失,邻近器官的肿大或增厚并信号异常。淋巴结转移为淋巴结直径>1 cm。MRI 显示淋巴结内部信号均一,T_1WI 高于肌肉信号,T_2WI 信号与病灶一致。

3.骶前间隙肿瘤的 MRI 诊断

骶前间隙位于骶尾骨和直肠之间,正常时充满脂肪、神经和血管等组织。该区肿瘤可来自间隙内及其周围结构,其中来自盆腔脏器的肿瘤较易判断,而来源于间隙内和骶椎的肿瘤比较繁杂,容易误判。

(1)畸胎瘤是较为常见的原发性骶前间隙肿瘤,因多为良性,邻近骶椎无破坏。该肿瘤含有 3 个原始胚叶细胞,除有纤维、肌肉等软组织结构外,还常伴较多的脂肪和囊性区。后两者对诊断帮助较大。脂肪在各序列均与皮下脂肪信号相似。而囊性区信号则与其所含成分有关,如含较多蛋白成分,在 T_1WI 和 T_2WI 均呈高信号。畸胎瘤若含有钙化,则在 CT 显示清楚,在 MRI 上显示不清。

(2)纤维脂肪血管瘤因有大量在 T_1WI 和 T_2WI 均为流空信号的粗大血管结构,纤维和脂肪组织信号又较为特殊,故术前诊断明确。骶尾部未分化癌非常少见,因病变信号缺乏特征,骨质又无破坏,定性诊断困难。

(3)骶部神经源性肿瘤常可形成较大的骶前肿块,因起源于神经组织,多数病变通过骶孔连于椎管内,相应骶孔可压迫性改变。该肿瘤在 T_1WI 呈较低信号,T_2WI 常呈较高信号,病变常有不同程度的液化、坏死和囊变区,部分病变有较多纤维组织,后者在 T_1WI 和 T_2WI 均呈低信号。神经外胚层瘤非常少见,因信号无特征,定性诊断困难。

(4)部分骶前间隙肿瘤可起源于骶骨,在良性肿瘤中以骨巨细胞瘤相对较多。该肿瘤多起源于椎管前部附件,常呈偏心性生长,溶骨性破坏,无硬化边和瘤内钙化,常跨越骶髂关节或椎间盘生长。脊索瘤是较为常见的脊柱恶性肿瘤,多数位于骶椎,常累及数个椎体,以 $S_{4\sim5}$ 椎体受累最为常见,多向前发展形成腔内巨大包块,向后侵犯的程度相对较低,可侵及椎管内硬膜外腔,但较少侵犯椎板和附件。该肿瘤在 CT 上呈溶骨性破坏,边界模糊,50%～89%可出现钙化。在 MRI 上,肿瘤边界清晰,因有较多黏液基质,在 T_2WI 常呈高信号,典型者黏液基质间可有较多纤维间隔,病变呈多小叶状,小叶内为高信号,小叶外为低信号,较有特征。钙化灶因呈低信号,较小时不易分辨。该肿瘤不同于骨巨细胞瘤和神经鞘瘤,较少有大片状纤维组织和坏死区。

(5)骶前间隙的淋巴瘤和转移瘤多来自骶骨,两者均可多发,前者发病率较低,患者年龄较小,几乎均为非霍奇金淋巴瘤(NHI),后者则是最常见的骨髓肿瘤,可来源于肺、肾等许多器官,两者在 CT 上多为溶骨性破坏,MRI 上信号缺乏特异性,两者之间鉴别诊断较为困难。与其他肿瘤比较,多发病变有助于诊断,单发病变则可类似原发肿瘤,但与骨巨细胞瘤和脊索瘤相比,软组织包块常相对较小,并无钙化、骨化等特征。

(三)评说

(1)肛瘘手术治疗需准确定位瘘管:目前,各种报道过的术前肛瘘检查方法,包括肛门内超声扫描(AES)、CT 等影像检查,对复杂瘘管的确诊定位率很低,难以达到手术的要求。据国外研究报道,使用 MRI 对肛瘘进行检查,并将 MRI 检查结果分别与 AES 结果、手术结果对比分析后认为,对有复杂继发瘘管、脓肿(尤其是坐骨直肠窝深部脓肿)、蹄形瘘、脓毒症的病例和肛瘘手术失败等临床难以确诊的疑难病例,MRI 检查有其绝对的优越性和准确率。对复杂继发瘘的确诊,MRI 优于 AES,而对普通无支管的原发性瘘和瘘内口的确诊,MRI 与 AES 无显著统计差异。同时 AES 仅对括约肌间瘘有明显确诊价值,而无法确诊括约肌外瘘、经括约肌瘘和坐骨直肠窝内脓肿。尽管腔内超声显示肠管壁较好,但与腔内线圈 MR 相比,在诊断肛瘘方面并无优势,且只能显示轴位像。因腔内超声穿透深度有限,难以显示深部脓肿,与 MR 相比,直肠超声的诊断更依赖于检查者的经验。作为一种侵入性检查,伴急性炎症的肛瘘患者难以耐受检查时的疼痛。

MR 肠道造影是一种用于慢性肠道疾病的检查方法,有人借此检查发现肛瘘,但该方法检查前肠道准备复杂,肛瘘检出率不高。有人尝试应用磁共振动态增强检查肛瘘,活动性肛瘘的增强峰值时间是30秒,但这种方法临床价值不大,因为肛瘘常规增强即可获得较好的增强图像。还有文献报道经肛瘘外口注射生理盐水以提高肛瘘显示率。肛瘘是一种较为常见的外科疾病。以前常用的检查方法为探针检查及 X 线造影等。这些检查方法因可能引起的不良反应和准确率不高,在临床上有很大的局限性。早期国外在应用 MRI 对克罗恩病的检查时发现,MRI 的图像能显示瘘管的走向,然后运用各种序列和方法对特发性肛瘘进行检查及诊断。肛瘘不能自行愈合,手术是主要方法。手术前能确定瘘管的位置,特别是明确脓肿以及二级瘘管的存在及走向,对采用正确的手术方法,避免复发,有着重要意义。国外资料表明,MRI 对肛瘘诊断的准确率达 85% 以上。简单的肛瘘,MRI 能显示括约肌间隙的异常信号及其向下通于皮肤的瘘口。复杂肛瘘,MRI 能显示瘘管通过直肠周围间隙穿过肛管或直肠壁。在时间允许的情况下尽可能采用多轴面扫描,同时多观察相邻层面的图像对诊断复杂性的肛瘘很有帮助。

(2)直肠癌为消化道常见恶性肿瘤,发病率较高,极大危害人民健康。低位直肠癌手术中,保肛手术与经腹会阴联合切除术式相比,虽然治愈率大致相似,但前者能大大地提高患者术后的生活质量。因此,要做到正确的选择术式,术前对肿瘤的分期和对病变向直肠周围扩散的估计,就显得尤为重要。准确的术前诊断并分期直接关系到治疗方案的制订、术式的选择,以及评估预后。传统的诊断方法多为指诊、直肠镜、钡灌肠等,其用于直肠癌分期准确性较低,而随着近年影像学的发展,开始较多地运用直肠超声、CT、MRI 等对其进行诊断。直肠指诊和超声波检查虽能准确地判断出肿瘤侵犯直肠壁和肛提肌、括约肌的情况,但判断骨盆壁受侵犯的程度却无能为力。此时,采用 MRI 检查较为适宜。

MRI 在肛肠科主要用于结直肠肿瘤的辅助诊断。早期研究指出,MRI 和 CT 在直肠癌分期方面作用相仿。新的研究显示对肿瘤在直肠壁内浸润深度以及局部淋巴结转移的判断等于或强于 CT。肿瘤侵犯盆底肌和骨骼时,MRI 显示较佳。直肠内线圈 MRI,对肿瘤浸润深度的观察较理想。直肠癌术后,对局部复发与瘢痕组织的鉴别,MRI 优于 CT,复发肿瘤组织在 T_2 加权图像上其信号高于瘢痕。MRI 对引起肠梗阻的结肠肿瘤显示特点是,在 T_1 和 T_2 加权图像,肿瘤信号强度明显不同于梗阻近端肠襻内积液的信号强度。

MRI 的出现为检查肛门、直肠功能提供了新的方法。使用体表或肛门内螺旋的 MRI 可以克服肛门内超声的缺点和局限性。例如肛门内超声依赖操作者并且只能得到轴向图像,很难理解复杂的解剖关系。此外,肛门内括约肌是超声能够恒定显示的唯一结构。大多数探头很难显示纵行肌肉,而且,肛门括约肌的外缘和周围坐骨肛门间隙的界面显示不清。肛门内螺旋是一种增加信号噪音比的设备,它的发展使人们得到了肛门肌肉结构高质量的图像。这些图像改变了人们对括约肌解剖的认识,被证实有助于外科手术前评价括约肌损伤。此外,这一区域及其相关解剖间隙的体表或肛门内螺旋增强图像提高了瘘管的诊断和分型。

同时 MRI 的出现为评估肛门、直肠功能提供了新的方法。使用体表或肛门内螺旋的 MRI,可以得到清晰的肛门括约肌图像,有助于评价肛管括约肌的损伤和先天性肛肠畸形患儿肛管括约肌的发育状况。利用 MRI 也可以诊断瘘管,观察、研究瘘管的走向与周围组织、间隙、括约肌、肠壁的空间结构。但由于价格昂贵,尚不能作为常规检查。另外,可利用快速 MRI 模拟排粪造影来检查肛门、直肠动力。

(四)动态 MR 排粪造影

动态 MR 排粪造影是评价盆底异常的金标准。评价盆底异常的标准诊断方法包括临床检查和内镜,复合的盆底异常尤其是涉及多个盆腔脏器的盆底异常需要其他的诊断方法进行检测,如电视直肠镜、排粪造影或直肠膀胱多重造影。尽管排粪造影增加了对排便异常的了解,但对于女性的复合盆底异常和男性的盆腔后壁的复杂异常仍不明确,而动态 MR 排粪造影在阐明盆底异常患者潜在的解剖和病理生理异常中起着重要的作用。在涉及多个缺陷的复合盆底异常中,动态 MR 排粪造影是一种简便的诊断方法。MRI 具有不依赖检查者的优势,而且既可以得到矢状面也可以得到冠状面的图像。虽然排粪造影仍然是分析肛门、直肠动力的影像学方法,但是最近用快速 MRI 来代替这种检查。快速 MRI 是无创性检查,不需要特殊准备,患者俯卧位,气体积聚在肛门成为天然的对比介质,可得到肛门休息、收缩、推进期的图像。此外,动态 MRI 与排粪造影相比,患者不暴露于射线。最初的报道认为,MRI 是测量肛门直肠角和测量模拟排便过程中会阴下降非常好的方法。据报道,不同检查者之间测量这些参数的差异很小。利用快速 MRI 模拟排粪造影来检查肛门、直肠动力,尽管 MRI 确实可以精确测量这些解剖参数,却不能发现排便过程中的功能异常,如直肠套叠、脱垂、直肠膨出。除了临床评价,动态 MR 排粪造影对直肠疾病和跨学科的治疗也具有一定作用。

九、仿真内镜

仿真内镜(virtual endoscopy,VE)技术是以 CT 或 MRI 资料为资源数据,以模拟光学内镜的方式获得人体腔道内三维或动态三维解剖学的一种新方法。常规胃肠道 CT、MRI 能显示腔外结构、病变及淋巴结肿大,却无法准确评价腔内肿块及肠腔的整体结构与形态,无法显示肿块与黏膜的关系;内镜能解决这些问题,却存在着有创、视野受限、无法评价腔外结构的缺陷。三维仿真内镜不但能无创获得胃肠道内镜样影像,而且较为可靠地显示了肿块、管腔内表面及黏膜的整体形态与毗邻关系,具有一定优势。VE 对肠道清洁要求极高,否则容易产生伪像,影响诊断。

结肠 CTVE 问世较早,可作为结肠造影的有效补充手段,技术上仍有待发展完善。结肠 MRVE 起步较晚且技术相对复杂,近年亦有文献报道。应用 MR 薄层无间隔扫描获得二维或三维容积影像数据,经计算机软件处理,重组肠腔内表面数字影像。

第五节 内镜检查

一、结肠镜的历史

在 19 世纪中期,医师通过用蜡烛照明并用一块抛物线形镜子聚焦的管子来观察人体内部;此后有了原始的硬性直肠乙状结肠镜,此镜的光源由仪器内部的一个灯泡提供并被直纤维导向镜端。

纤维结肠镜的起源和发展是随着半刚性和纤维上消化道内镜(食管-胃镜)的发展而开始。随后出现了一种能在非直线路径上对光进行传导的玻璃纤维,其显著地改善了光传导的质量,由多根小的光导纤维按一定结构排列的光导纤维束被光源照亮后,体内结构的影像就能够被传导回外部观察者。最初只是用短的纤维光纤内镜做一些直肠和结肠末端的检查,但很快便制造出了更长、更结实的内镜,以便能够完成全结肠的检查。

直到20世纪80年代才有了电子内镜。传输图像的光导纤维束被CCD(电荷耦合器)器件所替代,这种器件可传回视野的电子化图像。内镜医师不再为由于光导纤维断损造成图像质量差而烦恼。操作内镜的医师也不再需要在镜子末端通过目镜来扩大视野,而是直接观察高分辨率的大屏幕显示器,并且数字化了的图像很方便存储、打印或标注,便于病例资料的管理、积累和查找,大大提高了医师的工作效率。

结肠镜经历了从硬式直肠、乙状结肠镜到纤维乙状结肠镜、全结肠镜,再到电子结肠镜,再到今天的胶囊肠镜、放大肠镜,超声肠镜,共聚焦显微肠镜,窄频影像技术的发展历程;目前结肠镜检查及镜下治疗技术水平都达到了前所未有的高度。

(一)超越肉眼的观察

比较过去使用的纤维镜,电子内镜提供了更为清晰的图像,使我们在黏膜水平能够超越肉眼进行观察,通过黏膜染色和放大技术能明确肉眼难以分辨的病变,甚至观察到肠壁下病变。共聚焦显微肠镜则能够获得高分辨率的断面图像,从而避免了不必要的组织活检,被称为光学活检和活组织病理检查技术。

超声内镜在许多单位已成为常规操作,它能清楚地显示肠壁各层次,精确诊断黏膜和黏膜下病变,判断早期癌的发展阶段;超声内镜技术的普及也为积极开展肠镜下早期癌的黏膜及黏膜下切除术(EMR和ESD)打下了坚实的基础。

(二)更安全和简单的操作技术

从20世纪80年代诊断性内镜开始应用,到20世纪90年代治疗性内镜的迅速发展,内镜检查及内镜下治疗已成为肛肠外科领域的重要内容。近年来,新的内镜附件、新的内镜下使用药物,使内镜检查治疗操作更加容易和安全。许多出血性疾病内镜下治疗已成为首选;自行伸展金属支架的应用使手术过程安全可控;利用绝缘刀、弯曲刀、水刀等使黏膜下安全剥离、避免肠穿孔成为可能;钛夹可以封闭创面,更进一步降低了治疗后出血穿孔的风险。

二、结肠镜及辅助器械

在我国,大多数三级医院已不再使用硬式纤维结肠镜,Olympus、Pentax、Fujinon 3公司的电子结肠镜占据了主导地位。不同公司的内镜尽管在特性参数上有所不同,但通常内镜工作通道(钳道)的直径都在2.6~3.8 mm,内镜镜身外径在 11～14 mm,长度为 110～150 cm,其视野向前,最大视角为 140°左右;通过大螺旋的旋转可调节镜子的前端上下运动,小螺旋负责左右方向的运动;如果把两个螺旋同时转到最大,镜端会大角度弯曲,配合旋镜理论上可以看清 360°范围的视野,甚至可以翻转观察;进镜或退镜时,最好尽量保持两个螺旋都处于中间位置。除大小螺旋外,附加构造包括:吸引按钮、充气/冲水按钮,通过这些按钮及相关通道空气和二氧化碳可被充入结肠,结肠内液体和残渣可被吸除至体外。工作通道有一个或多个,活检钳、圈套器、热活检钳、爪钳、细胞刷、黏膜下注射针、喷洒管、各种针刀、高频电发生器、氩气刀等是内镜工作的必备附件和辅助器械,同时它们都可以通过内镜钳道进行工作。

三、结肠镜检查前准备

患者的准备如下。

(一)传染病检查

如肝炎病毒。常规检查乙肝＋丙肝＋梅毒＋艾滋病,如有阳性,又必须行肠镜检查者,建议转传染病医院进行检查。有条件的医院可安排几条专门肠镜进行该类患者的检查,且安排在每天最后一位受检,以便有足够的时间进行充分的消毒灭菌。

(二)其他检查项目

视病情决定是否需要血常规、生化、血糖、凝血功能、大便菌群分析,心电图等检查。

(三)肠道准备

做结肠镜前需将肠道充分清洁,只有这样才能做到:观察细致,诊断准确,且插入更为舒适安全。当试图把镜子插入充满排泄物的肠管时,是无法按“保持轴短缩法”将肠管短缩的,导致内镜操作者不得不以危险的推进进入方式用力;粪块有时会阻塞肠腔,导致混淆和错误地判断;甚至粪块阻塞镜头,致监视器一片漆黑,不得不在完全盲视下退出镜子,清理镜面后再重新进镜。当碰到肠腔残余的排泄物时,重要的是要先把它冲洗掉再继续向前进镜,但这又会大大延长内镜检查的操作时间,且患者会有明显腹部不适感。

所以成功的肠道清洁准备对完成一次高质量的肠镜检查至关重要。对大多数需要上午进行检查的门诊患者来说,晨起服用一剂强力的泻药通常可以收到满意的效果,便秘的患者则需要提前1天进行缓泻。要求下午进行结肠镜检查的患者需要检查当日保持空腹,早饭、午饭均需禁食,如此一来加上大量排泄,常有患者发生低血糖、晕厥、电解质失衡等意外情况,故不主张下午行结肠镜检查。

清洁肠道的方法有很多种,广泛应用的是口服泻药法,其共同之处在于都需要保证充足的液体摄入(至少需要 2 000 mL 以上),以防止水、电解质失衡。对患有心血管疾病和肾病的患者这一点更需要特别关注。服用利尿药的人在吃泻药之前应检查血清电解质,必要时应服用补充钾的制剂。常有患者抱怨:准备肠道的过程比做镜检的过程更不舒服。最常采用的方法是:口服硫酸镁法或口服聚乙二醇电解质法,患者可根据自身经济状况、耐受程度等进行选择,两者均能达到良好的肠道清洁要求,但后者因容易产生较多泡沫,肠镜检查时可能需要加用去泡剂。

服用方法:检查前 1 天晚饭应避免食入难以消化的食物,避免过饱;有严重便秘者提前一天服用缓泻药,以免影响第 2 天早上的肠道清洁;检查当日晨比预定时间提前 4 小时开始服用肠道清洁剂硫酸镁粉或聚乙二醇 4 000(PEG)电解质散。

将硫酸镁粉 50 g 溶入 100 mL 温水中服下(如感觉药味难以接受可加入适量糖矫味),随即在 1 小时内饮水 2 000 mL 以上(如出现恶心,可暂时休息后再饮水,以免呕吐),服药后继续正常活动,以利肠蠕动。一般服药 4 小时左右可形成清水样便。或将聚乙二醇电解质散按说明书要求配制成液体服用,总液体量也需要 2 000 mL 以上;同样在 4 小时左右可形成清水样便。

儿童:考虑口感的需要,通常选用 250～500 mL 的 20％甘露醇＋大量饮水进行肠道准备,如需要行内镜下息肉电切术,应充分置换肠道内气体或弃用甘露醇。

结肠灌洗法也可用于肠道清洁准备。如限水摄入的心血管病、正在做透析的肾病患者,低位肠梗阻的患者,怀疑粪性梗阻者,因不能口服泻药准备肠道,均可以采用结肠灌洗治疗的方法清洁肠道。具体操作是首先禁食,静脉补液营养支持,上、下午各 1 次连续行 3～4 次结肠灌洗即可达到基本清洁要求(有专用的结肠灌洗仪器)。严重便秘患者服用泻药在规定时间内难以通畅排便者,结肠灌洗也可以作为肠道准备的辅助方法。

(四)检查前用药

绝大多数患者肠道准备完毕后即可直接行电子结肠镜检查,无须解痉、镇静、麻醉等特殊用药。但对于不能配合的小儿患者则常规于检查前给予水合氯醛(10％浓度,按 0.3～0.5 mL/kg 剂量)灌肠或口服,使之安静入睡以便完成检查治疗;对于不能配合的精神障碍患者或过度紧张和焦虑的患者给予地西泮等适当镇静处理。全麻并不是必须的,无须将麻醉状态下的无痛肠镜检查列为日常常规工作,事实上只要医师熟练操作,绝大多数患者在不应用镇静和麻醉药情况下,完全可以耐受全结肠检查。对操作者来说更重要的是时刻注意被检者的不适感并及时调整,以避免对肠壁、肠系膜和附近相连结构造成损伤,而在麻醉状态下操作者无法注意到患者的不适感,所以麻醉肠镜(俗称无痛肠镜)较普通肠镜安全性有所降低。

四、肠镜检查操作技术

(一)检查姿势

患者在检查床上采取左侧卧位,抱膝状或双腿向前屈曲,右肩稍向前旋转;检查过程中根据情况可能需要变换为仰卧位或右侧卧位;对医师来说站着操作比坐着更容易一些。单人操作时检查医师站在患者身后,将内镜监视器摆放在患者的头部上方,左手放在与胸平行的高度握住内镜的操作部,右手握住距离肛门 20～30 cm 处的内镜镜身软管。双人操作时插镜护士站在患者身后,将内镜监视器摆放在患者的脚部上方,医师站在患者的脚侧离患者一定的距离以保证内镜处于拉直状态,便于短缩肠管及旋镜等操作。

(二)基本技术

对于走行复杂而冗长的管腔脏器大肠而言,如何将结肠镜快速无痛地送达盲肠是内镜医师必须掌握的基本技术。总结起来大概有以下几种方法。

1.轴保持短缩法

轴保持短缩法是指将游离的乙状结肠及横结肠肠管短缩,使内镜的轴呈直线状态,以最短距离插入的方法。大肠伸展开有 1.5～1.8 m 长,收缩状态下长 70～80 cm,假定在大肠有 5 个固定部位,即直肠、SD 移行部、脾曲、肝曲、盲肠 5 处,如果用直线将这些点连接起来,则相当于从直肠到盲肠的最短路径,将之设想为大肠的轴。用轴保持短缩操作法,使结肠镜的镜身与大肠的轴相一致,就可以将几个固定部位的角度(直角、锐角)钝角化,以最短的路径抵达盲肠(图1-7)。要想能够随心所欲地控制内镜必须这么做。

一般来说,在轴保持短缩的状态下,各个指标的插入长度分别为:①直肠-乙状结肠交界部(Rs):15 cm;②SD 移行部:30 cm;③脾曲:40 cm;④肝曲:60 cm;⑤盲肠:70～80 cm。

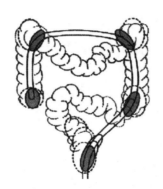

图 1-7　轴保持缩短法

这种方法具体的操作就是利用内镜前端钩住肠壁皱褶,通过反复吸引抽吸肠腔内气体和退镜使肠管短缩并套叠于镜身上,就像把拉开的手风琴箱合上那样。这种操作由于反复抽吸肠内气休随时短缩肠管,不使肠管过度伸长,既可避免延伸肠管、加剧弯曲和结襻又可使肠管短缩和直线化,不仅有利于快速进镜而且也可减轻或避免腹胀和疼痛,以致熟练者可以在数分钟内毫无痛苦地、安全地将内镜先端送达盲肠。如果在插镜过程中术者感知有阻力,不要盲目推进,应短缩肠管后再继续进镜,否则安全性将大大降低。

2.保持镜身自由感

内镜的自由感是指术者体外的操作能准确传递到内镜前端的一种无阻力的感觉。具体地说,如果内镜推进 1 cm,则前端向前进 1 cm,如果退出 1 cm,则内镜的前端就倒退1 cm,如果旋转 10°则前端就旋转10°,是一种完全没有抵抗感觉的状态。如果形成不自然的襻曲,则自由感就会消失,表现为镜身进而镜头不进甚至倒退,旋钮"失灵"感;另外,即使没有形成襻曲,如果有扭曲,也会有同样的感觉。相反,如果是在轴短缩状态下进镜,则感镜身自由。所以镜身是否自由,可以帮助我们判断是否保持了肠轴,即镜身自由感是保持轴短缩的体现之一。

3.抖动进镜

进镜过程中当镜身反复地短距离前进和后退时(称之为"抖动镜身")冗余的结肠可以被套在镜身上,这种方法称为抖动进镜,就像抖动胳膊宽大的衣袖就可以套在前臂上一样。当乙状结肠和降结肠均有弯曲时,进镜的同时再辅以短促的抖动镜身及旋转镜身,通常可以解除结肠冗余的影响,同时也可以避免肠管结襻。对于结肠活动度较大的部分,如冗长的横结肠,做一些长的抖动镜身动作来把过多的肠管套在有限的镜身上常是非常有效的手法。

4.旋转复位

无论需要多大角度,如果将镜身向右方旋转 180°,再向左方旋转 180°,按道理应该是能够覆盖 360°的范围。而实际上也很少需要如此大的角度,由于旋转镜身与角度钮操作相配合,即使再大的弯儿也能越过。旋转操作就好像操作汽车方向盘一样,需要注意的是旋转后要立刻转回一些。

5.更换体位

通过翻身更换体位,利用肠管的走势和重力的作用,使弯度缩小,从而可以取直镜身缩短肠管。如进镜至脾曲时可更换仰卧位甚至右侧卧位,至肝曲时则回复左侧卧位容易进镜。

6.腹部按压

有时镜身前进,而前端却出现后退的矛盾运动,这是肠轴偏离,内镜形成弯曲(襻)的证明;此时应当尽量充分地拉回内镜完成肠短缩、直线化之后再重新进镜。但在重新进镜过程中很容易再次形成弯曲(襻),此时如果有助手协助按压患者腹壁,手法防襻,常能收到奇效。

如果遇到患者乙状结肠扭曲难以消除,SD 移行部过分弯曲(急峻的锐角)时,从患者左侧背部推压,并向上托举 SD 移行部的辅助操作是很有效的,这种方法就是通过手的推压来防止位于后腹膜腔的降结肠末段与其相连的乙状结肠之间的弯曲部分形成锐角。过脾曲时,向盆腔的方向按压右下腹部,可以减轻乙状结肠的弯曲。如果患者的横结肠下垂,就应该从脐下部向上方推压,可以协助通过肝曲。

采用按压法时,应该伸开五指,使手掌尽可能大面积地接触按压部位,参照手掌所感知的腹壁鼓起的内镜情况,寻找有效果的按压部位。如果技术熟练,用手一摸就能找准部位实行极为有效的压迫操作。

(三)大肠不同部位的通过方法

首先以一根充分润滑的手指插入直肠进行指检,以消除患者的恐惧和不适,同时可将脱垂的痔核还纳,使紧张的括约肌放松,插入肛门即非常顺利,这样操作不至于内镜前端进入女性阴道,还有利于发现下段直肠和肛管的疾病。

1.Rs 的通过方法

于 Rs 部调角度向上,再向左旋转镜身多可越过皱褶,随即于右侧发现第 2 个皱褶,此时向右旋转进镜便可进入乙状结肠。

于 Rs 部位推进结肠镜将其前端送入乙状结肠后,会使乙状结肠伸长,导致插入困难。通常是在内镜进入乙状结肠前的 Rs 就开始进行缩短肠管,充分抽出空气,退拉结肠镜,并进行镜身取直缩短的操作。

如因肠粘连等原因难以通过 Rs 时,可变换成仰卧位以改变肠管的走行和肠内积气的位置,使结肠镜容易插入。一旦遇到充分退拉内镜并在抽出肠内气体后仍不能越过 Rs 时,可以在确认肠管走行方向,看清黏膜的前提下弯曲的内镜前端在肠壁黏膜上滑进。此种滑进技术有一定危险性,应谨慎操作。

2.乙状结肠、SD 弯曲部的通过方法及要领

(1)回转穿行术:采用角度操作、旋镜和抽吸空气法通过弯曲明显的部位后,下一皱褶通常位于相反的方向。因此,在越过一个弯曲部后立即采取调角度和旋镜操作,并有节奏地对准其反方向,就能高效率地越过皱褶部分。这种方法是在管腔中接近直线地曲线推进,走最短距离,将皱褶一一推开前进。也称之为回转穿行技术(或蛇行通过技术)(图1-8)。同时注意肠道气体量的调节,并保持内镜与黏膜间的最佳距离,即内镜前端不要碰到弯曲部正面的肠壁,且同时能越过时,要抽出肠内气体,使弯曲的肠管缩短变直,退镜时内镜又呈直线状态。然后在下一段管腔出现之前开始调角度、转动镜身,反复回转穿行技术操作,便可通过乙状结肠。角度操作及旋镜操作都应小心轻柔,勿用力过大过猛。①在紧贴弯曲部轻调角度向上,一边抽吸空气,一边退镜。通过此项操作把内角的皱褶钝角化的同时,下一个弯曲部会自动接近内镜。②然后,朝管腔展开的方向徐徐转动镜身,为让内镜前端追踪管腔而缓慢调节角度。这项操作可使管腔方向与镜身保持一致。③越过第二个弯曲部后,旋回镜身继续进镜。

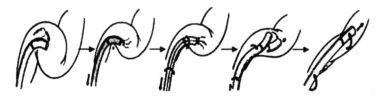

图 1-8　回转穿行技术(弯曲部的基本穿越方法)

(2)右旋短缩技术:右旋短缩技术(图1-9)是指一边有意识地退拉内镜一边右旋内镜,使乙状结肠缩短直线化过程中插入结肠镜。在不断地右旋内镜的同时不断退镜,可以在乙状结肠几乎不伸展的状态下到达 SD 弯曲部,顺利插入降结肠,尤其是部分医师在刚开始进行肠镜单人操作时,如不注意右旋短缩技术,将会在乙状结肠形成襻曲,而此时则应采用右旋镜身,并同时向后退镜,可将绝大部分的乙状结肠襻曲解除并形成镜身相对直线状态。

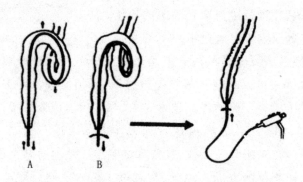

A.推进结肠镜使乙状结肠和肠系膜伸展的同时形成反 α 形襻曲;B.到
达脾曲后,右旋或左旋镜身并向后退镜,以解除内镜的反 α 形襻曲

图 1-9　右旋短缩技术

在稍微用力把内镜的前端推至 SD 弯曲部尽头的状态下,向右旋转内镜,缩短乙状结肠并使之直线化。这种方法总称为右旋短缩技术。这种方法在多数情况下采用字面所表示的右旋方式实现结肠缩短和直线化,但有时也在内镜镜身形成襻曲的状态下利用左旋方式将肠管变直,有时还可根据具体情况采用右旋、左旋交相使用的方式。

在肠镜插入过程中,尤其在乙状结肠通过后或脾曲通过后,约有 60％ 的插入结襻,而右旋缩短技术在此时的应用极为重要,通过右旋镜身及向后退镜,可使绝大部分结襻消除并取直镜身。

3.脾曲通过方法(图 1-10)

当内镜前端到达脾曲时,多数经验不多的内镜医师常在乙状结肠形成襻曲,无论怎样推进内镜,其前端再也不能前进,此时应先在脾曲部向后退镜至不能退出前端并能使内镜呈直线状态的程度。内镜达脾曲时的直线长度为 40 cm。技术熟练的医师可在内镜深入至这个长度时已达脾曲。因此,当内镜插入60 cm左右时,说明直线化的操作不充分或提示乙状结肠形成了不自然的襻曲,如果不解除,就难以继续向横结肠深入。应先从内镜镜身的自由感,实行肠缩短操作时内镜插入的长度确认是否已深入到脾曲。然后,尽量抽吸肠管内的空气吸住右侧的内腔,并立即左旋内镜。

横结肠的内腔呈三角形,如能确定那是一个无皱褶交叠的年轮状直线状清晰的内腔,就可以认定是横结肠。

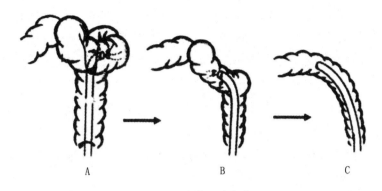

图 1-10　脾曲通过方法

A.在紧挨脾曲部确位,使内镜直线化,镜身的自由感和肠缩短后内镜插入的长度
(40 cm)之后,充分抽吸空气调角度向上并右旋内镜后,立即向左反旋转内镜;B.穿过第
一个皱褶后,一边抽吸空气一边左旋内镜,便进入横结肠(其内腔呈三角形);C.为使脾
曲部的弯曲钝角化,应稍稍回收角度,并开使肠管与内镜镜身保持一致的同时,向内插入

如果横结肠的内腔清晰可见,但无论怎样推进内镜也不能使其接近横结肠,或退回很远的时候,可以试行以下各种方法:①充分向后拉内镜以免乙状结肠打弯或形成襻曲,使肠管伸直,缩短;②让患者变换体位,仰卧较之左侧卧或右侧卧较之仰卧更易插入;③请助手协助按压患者腹部,这是为了防止乙状结肠打弯,通常从患者右下腹部向脐下部按压;④有条件选用可变镜身软管硬度的电子结肠镜(Olympus:CF-240AL/I,CF-Q240AL/I,CF-P240AL/I),防止通过脾曲时乙状结肠段镜身弯曲。

4.横结肠通过方法

横结肠的内腔呈三角形。在这个部位上,大多数情况下只要推进内镜其前端便不断前进,或采用相对插入法,即一边抽吸肠内气体内镜便可自动前进。

如果过长,常因横结肠下垂在中央部形成锐角的弯曲。要想通过这种弯曲部,就需要像通过乙状结肠一样采取肠管缩短法。可采取左旋内镜同时向后退镜的操作。横结肠与乙状结肠不同,其通过通常以内镜的左旋为主要操作,而且缩短襻曲也比较容易。一般说来,横结肠部分不会出现急峻的弯曲现象,因此只要遵循镜身取直缩短肠襻法的基本操作要求缩短肠管,就能在较短的时间内送达肝曲。

5.肝曲通过方法

肝曲部可以通过肝脏透过肠管壁显现出来的所谓的"蓝斑"来确认。横结肠有时会在靠近肝曲肛侧形成数个弯曲。这种情况也需要像以上叙述的方法一样充分退镜和谨慎插入。头端到达肝曲后,最重要的就是抽气和充分地退镜操作。通过抽气使肠管充分缩短并退镜,在肠管发生缩短后,调整角度和旋转操作。多数情况下,调角度向上并右旋镜身,就可以插入升结肠。如因乙状结肠或横结肠弯曲结襻,致内镜的前端无法前进时,请助手按压患者腹壁是比较奏效的方法。通常按压的部位是脐部,或从脐部向剑突、肋弓方向推顶。以抵御结肠的下垂,减轻下垂角和肝曲的锐角。但要注意,到达肝曲的直线距离是55~60 cm,如果超过横结肠弯曲结襻或乙状结肠弯曲结襻则有时需两处同时防襻。

6.升结肠至盲肠

通过肝曲之后,多数情况是:内镜的前端刚一出现在升结肠,很快就会到达盲肠。如果在升结肠的途中只差一步就到达盲肠而不能前进时,尽量抽出升结肠内的气体常常会逐渐靠近盲肠。另外,和通过肝曲一样,按压患者腹壁也是非常奏效的。如果在通过肝曲时,患者是仰卧位的话,让患者改成左侧卧位,内镜多半会顺利到达盲肠。

确认内镜是否到达盲肠,必须看到回盲瓣和阑尾的开口。还有一种方法是通过轻按右下腹部,可以确认盲肠腔随按压而移动;这是一种辅助性的方法,由于内镜的前端即使在横结肠,内腔也会移动,因此,只靠这种方法是不能做准确判断的。确认内镜是否插入盲肠最根本的方法是看到具有特征形态的回盲瓣和阑尾开口。如见有鞭虫也可确定,因鞭虫主要寄生在盲肠。

内镜前端到达盲肠后,让患者换成仰卧位。可以使积存在盲肠部分的液体流向升结肠,使之容易确认回盲瓣和阑尾开口,从而能够清楚地观察盲肠的整体形态,也利于进入回肠。

7.通过回盲瓣口进入回肠

为了观察回肠末段必须通过回盲瓣口。要领:①拉直镜身(距肛门70 cm左右);②看清瓣口(口朝侧壁或微朝肛侧),对准进镜;反复不进,助手推挡于盲肠部;③看不见瓣口(多为口朝盲端),调头端≥90°,从阑尾口贴着肠壁退向回盲瓣中部,往往可以挤进瓣口,在逐渐放松头端角度的同时,推进镜身便可进入回肠;但常需反复多次。

在结肠镜的插入方法上有双人操作法和以美籍日人学者 Shinya(新谷)为代表的单人操作法两大派系。单人操作法的产生略后于双人操作法,在我国2007 年夏北京友谊医院主办的消化疾病论坛上,内镜分会场上做的统计,与会者两种操作方法各占一半。但单人操作法被更多的人认为是未来的主流。我们认为无论双人还是单人操作法遵循的上述内镜插入的原则与技巧方法是完全一致的,双人操作法已不再是田岛时代以追求推进为主要内容,在 X 线透视下解 α 襻的插入法了。目前单人或双人操作更多的只是形式上的不同,只要能实施快速无痛的全程检查,形式的选择可根据医师的习惯或喜好而定。

(四)适应证与禁忌证

1.结肠镜检查的适应证

(1)各种下消化道症状的病因诊断,如便秘、腹泻、黏液粪、便血、黑便、大便习惯改变,里急后重感。

(2)确诊或否定可疑的放射影像学异常发现(如充盈缺损、龛影、狭窄、扩张、肠壁僵硬袋形消失、畸形等)。

(3)消瘦、贫血和/或血清肿瘤标志物升高,需明确或排除结直肠病变。

(4)结直肠癌高危家族的筛查;40 岁以上人群的健康体检。

(5)急慢性低位肠梗阻的病因诊断及部分梗阻的内镜下解除,如狭窄处球囊扩张或支架置入术;乙状结肠扭转的内镜下复位;粪石的镜下粉碎。

(6)在外科手术中结肠镜检查,协助肠道病变的定位。

(7)结直肠手术后患者的随访跟踪检查;炎症性肠病的评估和随访跟踪检查。

(8)急性下消化道出血的诊断或内镜下止血治疗。

(9)扩张结肠(如 Ogilvie 综合征)的诊断与镜下减压。

(10)内镜下结直肠异物的定位及取出操作。

(11)需要行内镜下活检、息肉切除及切除术后随访等。

结肠镜已被证明在很多临床情况下对明确诊断非常有价值,如结直肠肿瘤、憩室病、黑变病、炎症性肠病、缺血性肠炎、假膜性肠炎、肠结核,以及不明原因的结肠出血等。其他可以通过结肠镜确定或帮助确定诊断的疾病包括寄生虫病、阿米巴性肠炎、放射性肠炎、小肠吸收不良综合征、肠气囊病、肠外压迫性病变等。

2.结肠镜检查的禁忌证

(1)相对禁忌证:①肛门、直肠严重疼痛性疾病,如肛裂;②妇女月经期及妊娠中晚期;③腹腔内广泛粘连以及各种原因导致的肠腔狭窄者(即使勉强检查,也难以完成);④肠系膜炎症、腹部大动脉瘤、肠管高度异常屈曲及癌肿晚期伴有腹腔内广泛转移者;⑤体弱、高龄病例,以及有严重的内科基础疾病者,可能对检查不能耐受者。

(2)绝对禁忌证:妊娠前 3 个月;患有急性心脑血管疾病(如心肌梗死),有急性腹部感染的情况（如急性腹膜炎）、急性憩室炎、暴发性结肠炎、中毒性巨结肠、肠穿孔、大量腹水等。

（五）结肠镜检查的并发症

1.膈下游离气

肠镜检查时过多地向肠腔内注气，致结肠镜后发生皮下、腹膜后及纵隔气肿，阴囊皮下气肿，气胸都曾被报道过。这些表现并不一定意味着结肠有开放性的穿孔。最常见的是检查后患者腹部胀痛不适，腹部立位 X 片检查偶可发现膈下少量游离气体，常被高度怀疑为肠穿孔，为此行不必要的剖腹探查术。

2.肠穿孔

穿孔多发生在盲目进镜的情况下，一种是镜头紧贴肠壁时盲目进镜致肠管直接破裂，一种是过分伸展肠管致浆膜撕裂形成迟发性穿孔。只要忠实地按照"保持轴短缩法"行肠镜检查一般是很安全的，但是当患者有活动性肠炎、憩室炎或局部明显缺血等异常情况时操作应非常小心，尽量减少肠道内充气量，必要时放弃检查，不要一味地追求完成全程检查，安全第一位；重症溃疡性结肠炎甚至有自发性穿孔的可能，少量注气也许就能诱发。

3.肠梗阻

当患者患有腹股沟疝时，要特别小心地进行充气操作，结肠过度膨胀导致疝出的乙状结肠发生梗阻已有报道。

4.系膜撕裂

肠管过度伸展除会造成浆膜撕裂外，还可能会造成肠系膜撕裂，致腹腔内出血；小肠疝入裂孔中形成绞窄性肠梗阻已有报道。

5.爆炸

甘露醇准备肠道可致大肠内产生甲烷等易燃易爆气体，在一个封闭的肠道系统里便形成了爆炸的潜在危险。取活检只能用"冷性"器械取。

（六）术中肠镜

结直肠外科手术术中常常需要用到结肠镜检查。

（1）术前未能完成全结肠检查，例如直肠癌手术，术中确定近端是否存在多原发癌或其他严重情况。

（2）术中对病灶进行精确定位或寻找以往行肠切除吻合的部位。例如，术前已行内镜下"息肉"切除，病理证实为癌，须追加根治性手术时的术中定位。

（3）在腹腔镜辅助下做结肠切除术时的病灶定位。

(4)术中行内镜下息肉切除,如 FAP 患者行大肠切除术,小肠息肉可于术中内镜下同时切除。

(5)在诊断胃肠道大出血的部位时,作为动脉显影方法的补充,如可以有效地清除肠内液体和凝血块,对下消化道出血的诊断和治疗有更大的实用价值。

(6)在一个"清洁"手术中,发现了一个没有预见到的息肉,为了避免肠腔污染,可在内镜下切除。

体位采用"腹-会阴直肠切除术"时的截石位。做腹部手术的外科医师在台上引导内镜通过肠管,这样可以加快操作进程。

五、儿童结肠镜

儿童结肠镜(图 1-11)可根据患儿的年龄选用管径较细的专用小儿肠镜或选用标准的结肠镜,将鼻胃镜临时用作小儿肠镜,效果也不错。对于新生儿和小婴儿通常推荐给予基础麻醉,较大患儿仅需镇静即可。对于新生儿的肠道准备通常为 24 小时的清洁液体饮食,但是较大的患儿建议使用泻药。最常见的适应证包括直肠出血、怀疑有息肉、炎症性肠病及肠道的先天性异常等。

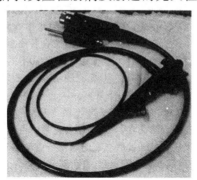

图 1-11 儿童结肠镜

注:内圈为镜身,较成人结肠镜明显细

检查的操作与成人相同,特别需要强调的是,插入回肠末端应该作为儿童结肠镜检查的常规,因为其对克罗恩病的评估非常有用。

操作过程中应严密监视并及时发现呼吸抑制,同时心肺复苏的装置和药物要常备在手边以备不时之需。如果所在单位医疗条件不够好,建议放弃对新生儿和小婴儿的检查,应推荐至儿童医院。

六、结肠镜的清洗

结肠镜是深入体腔内进行检查的器械,为防止患者之间交叉感染传播疾病,必然涉及内镜的清洗与消毒问题。实际上,通过内镜传播的多数病原菌是普通的沙门菌和铜绿假单胞菌,但是社会上普遍存在着对肝炎、梅毒、艾滋病等传染性疾病的担心。我国卫生部于 2004 年印发了《内镜清洗消毒技术操作规范》,是我国目前该领域的指导性文件。在完成操作后立即对内镜进行强有力的机械清洗和酶净化剂清洗,然后使用消毒剂以及清水漂洗,对于工作通道应该以同样的方法进行清洗,然后吹干。超声消毒、内镜清洗机(图 1-12)以及自动化的计算机程序控制消毒机的使用,减少了有毒物质对患者及接触化学制剂人员的伤害的可能性。此类产品及公司目前已有不少,而且这一领域的概念和产品也在不断发展。

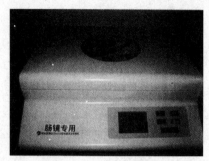

图 1-12　国产肠镜洗消机

应该指出:内镜消毒后应使用清水冲洗。在一些患者中发现了一种化学性结肠炎,其被确信是由内镜的给气给水通道内残留的有毒化学清洗剂所造成,而且对操作者眼睛有伤害。

七、放大结肠镜

内镜技术在我国临床应用已 30 余年,已成为消化疾病诊断及治疗不可缺少的手段。早在 20 世纪60 年代即有人开始将实体显微镜与直肠镜组装在一起,对直肠黏膜进行观察,但因固定焦点式的直肠镜对细微结构无法观察,直至 20 世纪70 年代日本首先报道利用放大结肠镜观察结肠黏膜表面细微结构,此后高倍率、高分辨率放大结肠镜的应用,为微小病变特别是早期大肠癌的检出及内镜下有的放矢的活检和治疗带来了极大的方便。

(一)变焦放大电子结肠镜

最常用的变焦放大电子结肠镜兼有常规内镜和变焦扩大内镜的功能,对小病灶变焦扩大倍数达100～200倍。采用染料内镜下喷洒可将病变的范围及表面形态清楚地显示出来,然后采用放大结肠镜对大肠黏膜腺管开口形态进行辨认和评价。pit形态分类对于判断肿瘤性、非肿瘤性病变以及早期癌具有重要意义,也是近年来内镜下结肠肿瘤诊断方法的重要进展之一,通过放大内镜对 pit形态观察可以大致预测病理组织学诊断以及早期结肠癌的浸润深度。

1.放大肠镜下隐窝开口的分型

最初日本学者将手术切除的结肠冲洗干净,用实体显微镜将观察到的隐窝形态与组织学对比,其后日本工藤、田渊等人先后提出放大结肠镜下隐窝形态分类法,其中工藤的分类法最具临床意义,他将肠黏膜隐窝形态分为 5 型。

Ⅰ型:圆形隐窝,排列比较整齐无异型性,一般为正常腺管开口而非病变。

Ⅱ型:呈星芒状或乳头状,排列尚整齐无异型性,腺管开口大小均匀,一般为过形成腺管开口特征,多为炎性或增生性病变而非腺瘤性。

Ⅲ型:分两个亚型。

Ⅲ$_L$:称为大腺管型,隐窝形态比正常增大,排列规则无结构异型性,为隆起性腺瘤的基本形态,其中约 86.7％为腺瘤,其余为黏膜癌。

Ⅲ$_S$:小腺管型,是比正常要小的隐窝集聚而成,隐窝没有分支,为凹陷型肿瘤的基本形态。此型多见于高度异型增生的腺瘤,亦可见黏膜癌(28.3％)。

Ⅳ型:为分支及脑回样,此型隐窝为隆起病变 1p、1sp、1s 多见。类似珊瑚样改变是绒毛腺瘤特征所见。黏膜内癌可占 37.2％。

Ⅴ型:分两个亚型。

Ⅴ$_A$型:pit 排列不规则,不对称,大小不均,也称为 amorphous sign＋,绝大部分为早期癌。

Ⅴ$_N$型:pit 消失或无结构,此型皆为浸润癌。

有学者报道认为,诊断符合率可达 100％,但在放大内镜下有时区别Ⅰ型或Ⅱ型 pit 会出现误差,其原因绝大部分在于内镜医师对于 pit 的诊断经验;另外,须指出如果肿瘤中癌组织比例少,或癌变组织在肿瘤深部,此时隐窝的观察可能与组织学所见不一致。真正能准确判定 pit 类型还需实体显微镜下观察确认。

2.放大结肠镜应用的操作程序

放大结肠镜观察病变,一般要结合色素染色技术,如果放大结肠镜所观察的病变与病理结果不相符,那么染色不满意、着色深浅不均匀是其中原因之一。

(1)肠道清洁要满意,以免微小、凹陷病变被粪便黏液覆盖而遗漏,用放大结肠镜仔细观察确认病变,必要时病变处黏膜可点墨标记。

（2）用水反复冲洗病变表面，除去粪便和黏液，以免染色不均匀；必要时加入蛋白酶冲洗，或用5 g/L甘油液冲洗。

（3）喷洒色素进行染色。常用的色素有 0.1%～0.5% 靛胭脂直接喷洒，靛胭脂几乎不被消化道吸收，主要是隐窝着色，故可清楚显示隐窝的形态和大小。黏液白苔、癌组织、肠上皮化生、异型增生均不着色。靛胭脂很容易用水冲洗，且复原较快，可反复染色观察直至满意。常用的色素还有0.2%～1.0%亚甲蓝（美蓝），喷洒于被观察部位，直接存留病变处，能清楚地观察表面凹凸不平，将微小病变显露出来，亚甲蓝是经肠上皮细胞吸收后着色，黏液白苔、癌组织、肠上皮化生均深染，一次染色后不易用水冲掉，不能反复染色。其他还有许多色素如奥辛蓝、结晶紫等都常用于黏膜染色。总之色素与其他药物一样，大剂量应用须慎重，染色要在局部进行。确认病变后应将多余色素液体吸引出去。

（4）用放大 100 倍以上结肠镜观察。经上述处理此时可清楚观察隐窝进行组织性质判断，是肿瘤还是非肿瘤，是良性肿瘤还是癌。

3.放大结肠镜对早期大肠癌的诊断

对于隆起型早期大肠癌一般遗漏较少，而对于平坦、凹陷型早期大肠癌则极易漏掉，如侧方发育型肿瘤（LST）常规的肠镜检查极易漏诊，必须采用黏膜染色及放大内镜仔细观察。LST 的腺管开口形态以 III_S 型和 IV 型为主，如表现为 V 型，则应高度警惕 sm 癌的发生。值得注意的是，假凹陷型 LST，可能具有高度恶性潜能。除上述 III_L、III_S、IV、V 都可以出现早期大肠癌的特征性隐窝形态可帮助诊断外，工藤又将第 V 型细分为 V_A（结构紊乱型）及 V_N（无结构型），日本多田用实体显微镜观察 7 443 例隐窝形态与组织诊断对比结果显示，V_A 型隐窝几乎全部是癌，而多数为 sm 癌。而 V_N 型隐窝中经病理证实大肠癌为93.6%，其中多数为 sm 癌，因此可肯定 V_N 型隐窝是 sm 癌基本形态；多田等报道 2 889 例腺瘤及早期大肠癌，用实体显微镜和放大结肠镜分别对比观察，两者符合率89.6%，表明放大结肠镜下隐窝形态的判断与实体显微镜基本一致。另据统计，术前放大结肠镜诊断凹陷型大肠癌而且能观察到 V_N 型隐窝的 IIc 或 IIc＋IIa病变为 93.3%；IIa＋IIc 为 81.5%，因此放大结肠镜观察隐窝形态可以做出与组织学一致率很高的诊断。

4.放大结肠镜对早期大肠癌的治疗作用

随着结肠镜对早期大肠癌诊断技术的不断进展，特别是放大结肠镜的临床应用，通过内镜治疗早期大肠癌已成为可能，目前内镜治疗的绝对适应证是指没有转移的 m 癌，切除后可达治愈目的。如将黏膜下层垂直向下分为 3 等份:sm1、sm2、sm3,内镜治疗应止于 sin1(即浅黏膜下层)病变。放大结肠镜下判断 m 癌及 sm 癌,可做非提起征试验进行浸润深度诊断,阳性者不宜做内镜治疗;也可借助超声内镜判断肿瘤浸润深度。切除方法有多种,采用高频电息肉切除术、内镜下黏膜切除术(EMR)、黏膜下剥离术(ESD)等都是最有效的治疗方法。切除的标本要伸展、固定,测量标本及病变大小后,全瘤送检做连续切片,如组织学证实:①癌浸润深度达 sm2 以下;②切除断端有癌浸润;③有血管内癌浸润;④低分化腺癌或未分化腺癌。具备其中 1 项者都应追加常规手术。

(二)窄频影像技术(narrow band imaging,NBI)

此技术的原理在于肿瘤性息肉或病灶在形成时有新生血管,而非肿瘤性息肉或病灶(如增生性息肉)则无此现象。传统的内视镜光源由红、蓝、绿 3 种颜色组成(RGB),而 NBI 无红色光源并将蓝光与绿光的频宽缩小,于是 NBI 的光源遇到肿瘤或息肉内的血管时因血管是红色而将光线完全吸收,又因窄频而使血管与周围非血管组织对比更强,如此一来肿瘤性息肉在低倍下如咖啡豆一般,非肿瘤性息肉则与周围黏膜颜色无异。高倍下在肿瘤性息肉表面可以看见网状构造,而非肿瘤性息肉无此构造(NBI 与染色内镜有类似的诊断正确率,可以称呼为电子染色内镜),将来在筛检时的潜力指日可期。

(三)共聚焦显微结肠镜

共聚焦显微镜(LCM)因具有超高的(可达 0.001 mm)的光学分辨率,能清楚地显示组织的显微结构,广泛应用于细胞生物学实验室。近年来,将 LCM 整合于传统电子内镜的头端诞生了共聚焦内镜。该镜除能作标准电子内镜检查外,还能同时生成共聚焦图像,使在内镜检查过程中能够对体内组织实时成像,实现了活体内组织学检查,其每一个合成图像大致可以代表组织标本的一个光学切面,能达到和活检标本病理切片检查雷同的效果,在内镜下直接判断病变的组织结构,被称为"光活检"或"虚拟活检"。以 PENTAX EC-3870CIK 为例,其可将图像放大至令人惊叹的 1 000 倍(无数码变焦时放大倍率可达 500 倍);而且不仅可观察到黏膜组织表面的图像,也可观察到表面以下的水平切片。最大观察深度为 250 μm。

共聚焦激光内镜的诞生标志着内镜检查的一个新的时代的到来,预示着内镜检查从宏观走向微观,从表层走向深层,从影像走向功能(图 1-13)。

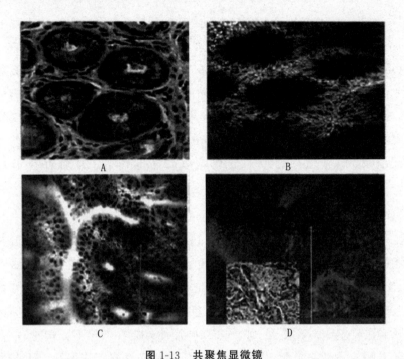

图 1-13　共聚焦显微镜
A.常规肠黏膜病理切片;B.共聚焦显示的肠黏膜囊腺;C.肠黏膜上皮增生;D.癌变

共聚焦内镜检查时需要用对比剂。即应用荧光素钠(10％溶液 5～10 mL 静脉注射)或盐酸吖啶黄(0.05％盐水溶液,大约成像前 30 秒局部喷洒,每个检查部位 1～2 mL)帮助共聚焦内镜辨认柱状上皮细胞、杯状细胞和隐窝结构。荧光素钠是一种微酸性、亲水的染色剂,静脉注射后可以广泛结合于血清蛋白,未结合的染色分子可随静脉输入逐渐渗透入黏膜全层,标记表面上皮的细胞外基质和基膜,显示结肠隐窝结构、上皮细胞、固有膜的结缔组织基质、血管和红细胞,使固有膜的结缔组织基质与微血管系统产生强烈对比。但是荧光素钠不能穿过细胞的类脂膜与细胞核的酸性物质结合,故不能清楚显示细胞核。相反,吖啶黄可以穿过细胞膜与细胞核的酸性物质结合,更适于标记表层上皮细胞、显示细胞核。但是不能逐渐渗入黏膜全层产生上皮下深层对比,且其分布随时间的变化小。未来有可能研制出对特定分子的对比剂,从而可以显示特定分子在黏膜内的分布,使共聚焦内镜成为分子内镜或功能内镜。

染色技术可以提示病变的轮廓范围和显示腺窝形态,共聚焦内镜可预测上皮内瘤变,两者结合可以快速预测新生组织样本的改变,并对病变进行靶向活检。以往钳取组织样本具有一定偶然性,常常出现内镜下钳取组织和手术切除组织的病理学结果不一致的问题,靶向活检解决了这一问题,显示出了对消化道早癌诊断的巨大优势。

八、小肠的内镜检查

(一)术中肠镜

在手术过程中,经远端自然孔道或在小肠切一个小孔,经切口向口侧观察至十二指肠及胃;向肛侧观察至盲肠,结合术前的胃镜、结肠镜检查,能在手术中观察全小肠黏膜,大大提高小肠疾病的检查率,从而配合外科医师决定手术方案。如 FAP 患者行全大肠切除时,P-J 综合征患者术中均需要常规探查全部小肠,尽可能摘除小肠息肉;出血患者术中出血部位的定位等。

(二)双气囊电子小肠镜

双气囊电子小肠镜在构造上与普通电子内镜略有区别,内镜和镜身外套管头端各安有一个可充气、放气的球囊,操作者可通过两个气囊轮流充放气的方法将肠管套拉至内镜上,并使内镜在外套管的协助下缓慢地插至小肠深部(图 1-14)。双气囊电子小肠镜全长 2.3 m,可根据小肠病变部位的不同,选择从口或肛门进镜(上、下镜分开)。通常情况下,经口进镜可抵达回肠中下段或末端回肠,经肛门进镜可上达空肠中上段,这样即可对整个小肠进行完全、彻底的检查,一扫小肠检查"死角"。这给消化内镜检查带来一场新的革命,将小肠疾病的诊断和治疗提升到一个全新高度(小肠镜还实现了集检查、治疗于一身的功能)。

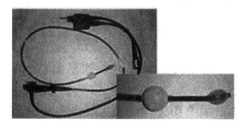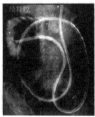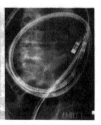

图 1-14 双气囊电子小肠镜

双气囊小肠镜(是一种新型小肠疾病检查手段)平均 2～3 小时可检查完所有小肠,在检查过程中还可进行活检、止血、息肉切除、注射等治疗,以便做定性诊断。双气囊小肠镜病变检出率明显优于小肠钡剂造影,具有安全、可控性、直视、图像清晰等优点,适用于无肠粘连及严重脏器功能不全的小肠疾病患者。

(三)胶囊肠镜

传统内镜由于其光学特性和视角的限制,对小肠疾病诊断几乎成为盲区,虽然最近双气囊小肠镜的开发和应用在某种程度上解决了小肠疾病的诊断问题,但在插入过程中仍给患者带来一定的痛苦,以致必须在麻醉下进行。胶囊式内镜彻底解除了患者的痛苦,是消化道系统无损伤性诊断的一种革命性的技术创新。

患者像服药一样将"智能胶囊"服下,随后它即随着胃肠肌肉的运动节奏沿着胃→十二指肠→空肠与回肠→结肠→直肠的方向运行,同时对经过的腔段连续摄像,并以数字信号传输图像给患者体外携带的图像记录仪进行存储记录,工作时间达6~8小时,在智能胶囊吞服8~72小时后就会随粪便排出体外。医师通过影像工作站分析图像记录仪所记录的图像就可以了解患者整个消化道的情况,从而对病情做出诊断。

在胶囊内部采用CCD成像系统,具有很高的图像清晰度,可达41万像素。它以数字方式由微波发送,被外部接收后转换成图像显示在屏幕上,进行实时检测,并可以硬盘储存,以便随时调取研判。患者身穿嵌有3组发射线圈和接收线圈的背心/腰围,线圈发送射频。胶囊内同样有3组60°间隔的线圈,在经磁线圈接收并经电容器转换后感应出电流,形成一个三极电机的模式,从而控制胶囊的旋转,以便不同方向观察病灶。镜头四周有2个白色灯和2个近红外线灯,从外部控制其不同亮度的比例,可产生模拟三维图像。镜头也可由外部控制来调节其焦距,以获得清晰的图像。它每秒能摄取30幅图像,因此可观察脏器的实时运动,并可以网络传输,进行远程会诊。

另外,胶囊内部有一个喷药仓和一个取活检仓,均可由外部控制分别打开其阀门,进行对病灶的喷药或伸出微型钛金属针取活检。实际上它是一种智能化的小机器人。

1.胶囊内镜的优点

(1)操作简便:整个检查仅为吞服胶囊、记录与回放观察3个过程。医师只需在回放观察过程中,通过拍摄到的图片即可对病情做出准确判断。

(2)安全卫生:胶囊为一次性使用,避免交叉感染,且检查过程无痛无创;其外壳采用不能被消化液腐蚀的医用高分子材料,对人体无毒、无刺激性,能够安全排出体外。

(3)扩展视野:全小肠段真彩色图像清晰微观,突破了小肠检查的盲区,大大提高了消化道疾病诊断检出率。

(4)方便自如:患者无须麻醉、无须住院,行动自由,不耽误正常的工作和生活(只需注意检查当天不从事重体力劳动和剧烈运动即可)。

胶囊内镜的上述优点必将使其成为内镜技术的有效补充并将逐步成为内镜

检查的主流方法,特别对于群体普查在成本价格适合的情况下将极有意义。

2.检查适应证

(1)不明原因消化道出血,尤其怀疑小肠出血者。

(2)不明原因缺铁性贫血。

(3)不明原因慢性腹痛、腹泻、消瘦者。

(4)临床疑为炎症性肠病、肠结核、小肠肿瘤者。

(5)其他影像学检查怀疑小肠病变者。

(6)经济情况良好的中年以上体检者。

3.检查禁忌证

(1)明确或怀疑有胃肠梗阻、消化道畸形、消化道穿孔、较大憩室、狭窄及瘘管者,因为摄像胶囊有不能顺利通过肠道的危险。

(2)严重吞咽困难,不能顺利吞入摄像胶囊者。

(3)体内植入心脏起搏器或其他电子仪器者,因为电子仪器会干扰胶囊内镜的正常工作。

(4)妊娠。

第二章

阑 尾 疾 病

第一节　急性阑尾炎

急性阑尾炎为外科常见病,是最多见的急腹症。其表现典型者诊断不难,绝大多数患者能够早期确诊、早期手术,预后良好。但如延误诊断或不合理治疗,也会发生严重并发症甚至威胁生命。由于急性阑尾炎的临床表现变化多端,临床医师仍时常在本病的诊断或手术处理中遇到麻烦,因此,仍然是临床不容忽视的急腹症之一。

一、病因

(一)阑尾管腔阻塞

阑尾管腔阻塞是急性阑尾炎最常见的病因。淋巴滤泡的明显增生是阑尾管腔阻塞的最常见原因,约占 60％,多见于年轻人。阑尾管腔狭窄、腔内粪石、异物、蛔虫及肿瘤等亦可导致管腔阻塞。由于阑尾管腔细,开口狭小,系膜短使阑尾蜷曲,这些都是造成阑尾管腔易于阻塞的因素。阑尾管腔阻塞后阑尾黏膜仍继续分泌黏液,腔内压力上升,血运发生障碍,阑尾壁缺血、组织破坏,有利于细菌入侵,发生感染。

(二)细菌入侵

由于阑尾管腔阻塞,细菌繁殖,分泌内毒素和外毒素,损伤黏膜上皮并使黏膜形成溃疡,细菌穿过溃疡的黏膜进入阑尾肌层。阑尾壁间质压力升高,妨碍动脉血流,造成阑尾缺血,最终造成梗死和坏疽。致病菌多为肠道内的各种革兰阴性杆菌和厌氧菌。其途径包括直接入侵和血液入侵两种。直接入侵指当阑尾黏膜受损破坏时,腔内存在的细菌即可侵入。血液入侵指细菌经血液循环侵入阑尾,可引起急性阑尾炎。

(三)胃肠炎性疾病蔓延

如急性肠炎、节段性肠炎、急性坏死性肠炎等,都可直接蔓延至阑尾,导致其功能及血运障碍,引起阑尾炎。

二、临床病理分型

根据急性阑尾炎的临床过程和病理学变化,可分为以下四种类型。

(一)急性单纯性阑尾炎

病变多只限于黏膜和黏膜下层。阑尾外观轻度肿胀,浆膜充血并失去正常光泽,表面有少量纤维素性渗出物。属轻型阑尾炎或病变早期。镜下,阑尾各层均有水肿和中性粒细胞浸润,黏膜表面有小溃疡和出血点。临床症状和体征均较轻。

(二)急性化脓性阑尾炎

亦称急性蜂窝织炎性阑尾炎,常由单纯性阑尾炎发展而来。阑尾肿胀明显,浆膜高度充血,表面覆以纤维素性(脓性)渗出物。镜下,阑尾黏膜的溃疡面加大并深达肌层和浆膜层,管壁各层有小脓肿形成,腔内亦有积脓。阑尾周围的腹腔内有稀薄脓液,形成局限性腹膜炎。临床症状和体征较重。

(三)坏疽性及穿孔性阑尾炎

是一种重型的阑尾炎。阑尾管壁坏死或部分坏死,呈暗紫色或黑色。阑尾壁血液循环障碍,阑尾腔内积脓,压力升高,易并发穿孔。穿孔部位多在阑尾根部和尖端。穿孔如未被包裹,则可引起急性弥散性腹膜炎。

(四)阑尾周围脓肿

急性阑尾炎化脓、坏疽或穿孔,大网膜可移至右下腹部,将阑尾包裹并粘连,形成炎性肿块,使腹膜炎局限在右下腹,形成阑尾周围脓肿。

急性阑尾炎的转归取决于机体抵抗力和治疗情况,有以下几种情况。

1.炎症消退

一部分单纯性阑尾炎,及时药物治疗,可获痊愈,即阑尾不残留病理改变。大部分将转为慢性阑尾炎,易复发。

2.炎症局限化

化脓、坏疽或穿孔性阑尾炎被大网膜及邻近肠襻包裹粘连,形成炎性肿块,局限于右下腹,形成阑尾周围脓肿。

3.炎症扩散

化脓或坏死型阑尾炎未予及时手术切除,又未能被大网膜包裹局限,可发展为弥漫性腹膜炎,如累及门静脉系统,可引起门静脉炎、细菌性肝脓肿或全身感染等。

三、临床表现及诊断

临床诊断主要依靠病史、临床症状、体格检查和实验室检查。临床上通常以转移性右下腹痛伴消化道症状、右侧麦氏点压痛及局限性腹膜刺激征,以及白细胞计数升高作为诊断急性阑尾炎的三大典型依据。

(一)症状

1.腹痛

70%～80%的患者具有典型的转移性右下腹痛,为临床诊断重要依据之一。腹痛发作始于上腹部或脐周围,疼痛为阵发性而且不甚严重,数小时(6～8小时)后转移并局限在右下腹。此过程的时间长短取决于病变发展的程度和阑尾位置。早期阶段阑尾炎症局限于其黏膜和黏膜下层,刺激内脏神经,疼痛为反射性,范围弥散,程度不重,定位不明确,待炎症扩展至浆膜层或腹层腹膜疼痛固定于右下腹,定位确切,是由体神经刺激的结果。20%～30%的患者没有转移性腹痛特征,如阑尾黏膜层内脏神经感受器已损害(见于慢性阑尾炎急性发作病例)或阑尾壁感染迅速蔓延至全层(见于小儿的血循性细菌感染)而未能反映内脏神经传导腹痛的情况时,此时并不能否定阑尾炎的诊断。

不同位置的阑尾,疼痛部位可有差异。如盆位阑尾炎腹痛在耻骨上区,盲肠后位阑尾炎疼痛在右侧腰部,肝下区阑尾炎可引起右上腹痛,极少数左下腹部阑尾炎呈左下腹痛。不同病理类型的阑尾炎,其疼痛表现亦并不一致。如单纯性阑尾炎表现为轻度隐痛,化脓性阑尾炎呈阵发性胀痛和剧痛,坏疽性阑尾炎呈持续性剧烈腹痛,穿孔性阑尾炎因穿孔后阑尾腔压力骤减,腹痛虽有短暂减轻,并不是病情好转,应高度警觉是否有弥散性腹膜炎的发生。

2.胃肠道症状

发病早期可能有恶心、呕吐,不思饮食,但多不严重。有的病例可能发生腹泻。如后期出现排便次数增多,里急后重感或尿痛等症状,提示为盆腔位阑尾炎或坏疽性阑尾炎已合并穿孔,为炎症或脓液直接刺激直肠与膀胱所致。如并发弥散性腹膜炎,可引起麻痹性肠梗阻,腹胀、排气排便减少。

3.全身症状

除乏力外,全身症状极少,主要为不同程度的发热。在发生坏疽、穿孔之前,体温一般不超过38 ℃,且多出现在腹痛之后。如发热为首发症状,要首先考虑内科疾病。如出现寒战、高热伴黄疸,提示有化脓性门静脉炎发生。

(二)体征

1.右下腹压痛

右下腹压痛是急性阑尾炎最常见的重要体征。压痛点通常位于麦氏点,可随阑尾位置的变异而改变,但压痛点始终在一个固定的位置上。发病早期腹痛尚未转移至右下腹时,右下腹便可出现固定压痛。压痛的程度与病变的程度相关。当炎症加重,压痛的范围也随之扩大。当阑尾穿孔时,疼痛和压痛的范围可波及全腹。但此时,仍以阑尾所在位置的压痛最明显。可用叩诊来检查,更为准确。

2.腹膜刺激征象

反跳痛(Blumberg 征)、腹肌紧张、肠鸣音减弱或消失等是壁层腹膜受炎症刺激出现的防卫性反应,提示阑尾炎症加重,出现化脓、坏疽或穿孔。腹膜炎范围扩大,说明局部腹腔内有渗出或阑尾穿孔。但是,在小儿、老人、孕妇、肥胖、虚弱者或存在盲肠后位阑尾炎时,腹膜刺激征象可不明显。

3.右下腹包块

若体检发现右下腹饱满,扪及压痛性包块,固定,边界不清,应考虑阑尾周围脓肿的形成。

4.结肠充气试验

患者仰卧位,用右手压迫左下腹,再用左手挤压近侧结肠,结肠内气体可传至盲肠和阑尾,引起右下腹疼痛者为阳性。

5.睾丸回缩试验

压迫麦氏点压痛区,可见右睾丸回缩,移去压迫,睾丸回原状。坏疽性阑尾炎常为阳性。

6.皮肤感觉过敏征

右髂前上棘、脐与右耻骨脊之间的三角区皮肤由 $T_{10\sim12}$ 神经分布。因内脏体壁神经反射,在急性阑尾炎早期,尤其是阑尾有梗阻者,此三角区皮肤痛觉过敏。针刺或捏提该三角区皮肤,患者感疼痛为阳性。但如阑尾已坏死穿孔,此过敏现象将消失。

此外,以下体征对于阑尾位置判断也具有一定意义。

(1)腰大肌试验(Psoas 征):患者左侧卧位,右大腿后伸,出现右下腹疼痛症状者为阳性。此试验说明阑尾位于腰大肌前方,为盲肠后位或腹膜后位。

(2)闭孔内肌试验:患者仰卧位,右髋和右大腿屈曲,然后被动向内旋转,出现右下腹疼痛症状者为阳性。此实验提示阑尾靠近闭孔内肌。

(3)抬腿试验:患者仰卧位,用手轻压于右下腹部,嘱患者将伸直的右下肢逐渐抬高,至一定高度时感右下腹痛加剧为阳性。因阑尾被挤压在收缩的腰大肌与手之间,见于盲肠后位阑尾炎。

(4)股动脉试验:于右腹股沟韧带下方压迫股动脉,若腹痛加重,说明阑尾靠近髂动脉。

(5)直肠指检:若直肠右前方有触痛,提示阑尾位于盆腔或阑尾炎症已波及盆腔。若阑尾周围脓肿波及盆腔,则可触及痛性肿块,或可有波动感。

(三)实验室检查

急性阑尾炎患者血常规检查中,白细胞计数和中性粒细胞比例增高。白细胞计数升高到$(10\sim20)\times10^9/L$,可发生核左移。部分单纯性阑尾炎或老年患者白细胞可无明显升高。尿常规检查一般无阳性发现,盲肠后位阑尾炎累及输尿管或膀胱时,尿内可见少许红细胞、白细胞。血尿明显说明存在泌尿系统的原发病变。

(四)影像学检查

1.腹部 X 线片

作为不典型急性阑尾炎的辅助性检查,可见右下腹盲肠和回肠末端反射性肠腔积气或液气平面;偶见阑尾结石影;若阑尾腔外气体影,提示阑尾穿孔。临床 X 线的主要目的还在于鉴别其他急腹症,如消化道穿孔、肠梗阻,以及胸部疾病如肺炎等。

2.B 超检查

有时可发现肿大的阑尾或脓肿。其用于急性阑尾炎的诊断,方便、安全、可靠、可重复观察,尤适用于小儿阑尾炎或其他可疑阑尾炎患者。

3.螺旋 CT 扫描

作为诊断急性阑尾炎的检查手段,国外报道较多。国内作为急性阑尾炎的诊断方法尚少。可获得与 B 超相似的效果,尤其有助于阑尾周围脓肿的诊断。当诊断不肯定时可选择应用,以发现与急性阑尾炎相混淆的其他腹部病变。

4.核素扫描

近年国外文献虽有报道应用核素标记白细胞扫描,直接显示阑尾及周围软组织的炎症,作为急性阑尾炎的诊断。因其设备条件、患者经费等原因,目前临床单纯用于诊断急性阑尾炎者甚少。

5.腹腔镜检查

对于高度怀疑急性阑尾炎又尚不能确诊的患者,采用腹腔镜检查既可明确诊断,同时又能施行阑尾手术,不失为一举两得的诊治方法。

四、鉴别诊断

有许多急腹症的症状和体征与急性阑尾炎很相似,需与其鉴别。尤其当阑尾穿孔发生弥漫性腹膜炎时鉴别诊断则更难。有时需在剖腹探查术中才能鉴别清楚。需要与急性阑尾炎鉴别的包括其他脏器病变引起的急性腹痛,以及一些非外科急腹症,常见的有以下几种。

(一)胃十二指肠溃疡穿孔

为常见急腹症,发病突然,临床表现与急性阑尾炎相似。穿孔溢出的胃内容物可沿升结肠旁沟流至右下腹部,容易误认为是急性阑尾炎的转移性腹痛。患者多有溃疡病史,临床表现与全身情况均较阑尾炎重。体征除右下腹压痛外,上腹仍具疼痛和压痛,腹壁板状强直等腹膜刺激症状也较明显。胸腹部X线检查如发现膈下有游离气体,则有助于鉴别诊断。

(二)急性胆囊炎

总体上急性胆囊炎的症状和体征均以右上腹为主,但当胆囊肿胀下垂至右下腹时,其腹痛与反跳痛可出现于右下腹,易与阑尾炎相混淆。B超检查可以鉴别。

(三)右侧输尿管结石

有时表现与阑尾炎相似,但输尿管结石以腰部酸痛或绞痛为主,疼痛向会阴部、外生殖器放射。右下腹无明显压痛,或仅有沿右侧输尿管径路的轻度深压痛。尿常规检查可见大量红细胞,B超检查或X线片在输尿管走行部位可呈现结石阴影。

(四)急性肠系膜淋巴结炎

多见于儿童。往往先有上呼吸道感染史,高热出现早,无转移性腹痛表现,腹部压痛部位偏内侧,范围不太固定且较广,无反跳痛和肌紧张。

(五)妇产科疾病

右侧宫外孕破裂是在育龄妇女中最易与急性阑尾炎混淆的疾病。宫外孕破裂表现为突然下腹痛,常有急性失血症状和腹腔内出血的体征,有停经史及阴道不规则出血史；检查时宫颈举痛、附件肿块、阴道后穹隆穿刺有血等。急性输卵管炎和急性盆腔炎，下腹痛逐渐发生，可伴有腰痛；腹部压痛点较低，直肠指诊示盆腔有对称性压痛；伴发热及白细胞计数升高，常有脓性白带，阴道后穹隆穿刺可获脓液，涂片检查细菌阳性。卵巢囊肿蒂扭转有明显而剧烈腹痛，腹部或盆腔检查中可扪及有压痛性的肿块。妇科双合诊及 B 超检查、后穹隆穿刺均有助于诊断和鉴别诊断。

(六)其他内科疾病

急性胃肠炎时，恶心、呕吐和腹泻等消化道症状较重，无右下腹固定压痛和腹膜刺激体征。胆道系统感染性疾病，易与高位阑尾炎相混淆，但有明显绞痛、高热，甚至出现黄疸，常有反复右上腹痛史。右侧肺炎、胸膜炎时可出现反射性右侧腹痛，但以呼吸系统的症状和体征为主。此外，回盲部肿瘤、Crohn 病、美克尔憩室炎或穿孔、小儿肠套叠等，亦需进行临床鉴别。

上述疾病有其各自特点，应仔细鉴别。如患者有持续性右下腹痛，不能用其他诊断解释以排除急性阑尾炎时，应密切观察或根据病情及时手术探查。

五、治疗

(一)急性阑尾炎的手术治疗

急性阑尾炎经保守治疗被控制仍有复发的可能，同时延误治疗有发生坏疽、穿孔、门静脉炎及腹膜炎的威胁。为此，急性阑尾炎一经确诊，若无手术禁忌证，应早期施行阑尾切除术。早期手术者阑尾炎还处于管腔阻塞或仅有充血水肿时就手术切除，此时手术操作较简易，术后并发症少。如化脓坏疽或穿孔后再手术，不但操作困难且术后并发症会明显增加。

1.不同临床类型急性阑尾炎的手术方法选择不相同

(1)急性单纯性阑尾炎：行阑尾切除术，切口一期缝合。条件允许情况下，也可采用经腹腔镜阑尾切除术。

(2)急性化脓性或坏疽性阑尾炎：行阑尾切除术。腹腔如有脓液，应仔细清除，用湿纱布蘸净脓液后关腹。注意保护切口，一期缝合。

(3)穿孔性阑尾炎：宜采用右下腹经腹直肌切口，利于术中探查和确诊。切除阑尾，清除腹腔脓液并冲洗腹腔，根据情况放置腹腔引流。术中注意保护切口，冲洗切口，一期缝合。术后注意观察切口，有感染时及时引流。

(4)阑尾周围脓肿：阑尾脓肿尚未破溃穿孔时应按急性化脓性阑尾炎处理。如阑尾穿孔已被包裹形成阑尾周围脓肿，病情较稳定，宜应用抗生素治疗或同时联合中药治疗,促进脓肿吸收消退,也可在超声引导下穿刺抽脓或置管引流。如脓肿扩大,无局限趋势,行 B 超检查确定切口部位后手术切开引流。切开引流以引流为主,如阑尾显露方便,也应切除阑尾,阑尾根部完整者施单纯结扎。如阑尾根部坏疽穿孔,可行 U 字形缝合关闭阑尾开口的盲肠壁。术后加强支持治疗,合理使用抗生素。

2.术前准备

急性阑尾炎一般状态较好者不需特殊准备;对不能进食或呕吐严重者,应根据情况适当补液;急性阑尾炎合并腹膜炎者需进行抗生素治疗;妊娠期阑尾炎应肌内注射黄体酮,以便减少子宫收缩,以防发生流产或早产。

3.阑尾切除术的操作要点

(1)麻醉:局麻,硬膜外麻醉或腰麻。后者多用于阑尾位置较高或估计阑尾与周围组织有粘连时。小儿用全身麻醉。

(2)切口选择:诊断明确的采用右下腹麦氏切口(图 2-1),该切口符合解剖学要求,肌肉、筋膜损伤少;切口距离阑尾近;瘢痕愈合良好,不易发生切口疝。如诊断不明确或腹膜炎较广泛应采用右下腹经腹直肌探查切口,以便术中进一步探查和清除脓液。切口应加以保护,防止被污染。

(3)寻找阑尾:阑尾部恒定位于盲肠 3 条结肠带的会合处,沿结肠带向盲肠顶端追踪,即能找到阑尾。尽量不用手接触阑尾,更不可用手指挖出阑尾。如充分的显露仍不能找到者,需考虑盲肠后位阑尾的可能,将盲肠向左侧推开,使盲肠的外下方清楚暴露。切开盲肠外侧的后腹膜,游离盲肠并将其向内上方翻起,即可找到阑尾。

(4)处理阑尾系膜:用阑尾钳钳夹阑尾系膜向外提出,但不能直接钳夹阑尾本身(图 2-2)。如系膜菲薄,可用血管钳贴阑尾根部戳孔带线一次集束结扎阑尾系膜,包括阑尾血管在内,再剪断系膜;如阑尾系膜肥厚或较宽,一般应分次钳夹、切断结扎或缝扎系膜。阑尾系膜结扎要牢固。

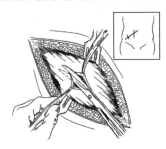
图 2-1　右下腹麦氏切口

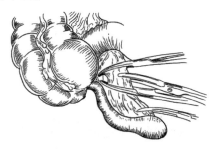
图 2-2　阑尾钳钳夹阑尾系膜

(5)处理阑尾根部:在距盲肠 0.5 cm 处用钳轻轻钳夹阑尾后用丝线或肠线结扎阑尾(图 2-3),在距阑尾根部 0.5 cm 的盲肠壁上,用 4 号丝线做一荷包缝合,缝线仅穿过浆肌层,暂不打结(图 2-4);再于结扎线远侧 0.5 cm 处切断阑尾,残端用碘酒、酒精涂擦处理(图 2-5);于盲肠壁上缝荷包线将阑尾残端埋入(图 2-6);荷包缝合不宜过大,防止肠壁内翻过多,形成无效腔。也可做 8 字形缝合,将阑尾残端埋入同时结扎;最后,在无张力下再将系膜绑扎在盲肠端缝线下覆盖加固。近年来也有主张阑尾根部单纯结扎,不做荷包埋入缝合。因幼儿肠壁较薄,荷包缝合时易穿破肠壁,因此不宜应用于小儿阑尾切除术中。

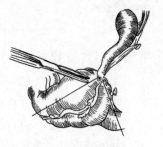

图 2-3 结扎阑尾

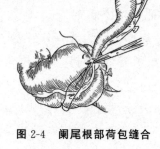

图 2-4 阑尾根部荷包缝合

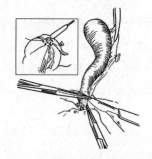

图 2-5 切断阑尾,碘酒涂擦

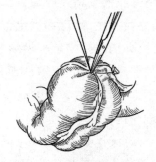

图 2-6 将阑尾残端埋入

4.腹腔镜阑尾切除术

腹腔镜阑尾切除术优势在于切口小,疼痛轻,分离精确和直观,能够暴露腹腔其余部分,粘连发生率更低。在年轻女性患者中粘连导致不育症的发生率是20%～30%,因此,不少医师不提倡简单的开腹阑尾切除手术,而选择复杂和昂贵的腹腔镜手术。其手术方法同开腹手术,但要求有熟练的腹腔镜操作技术,血管多用钛夹结扎。

(二)急性阑尾炎的非手术治疗

非手术治疗仅适用于单纯性阑尾炎及急性阑尾炎的早期阶段,患者不接受手术治疗或客观条件不允许,或伴存其他严重器质性疾病有手术禁忌证者。主要措施包括选择有效的抗生素和补液治疗,也可经肛门直肠内给予抗生素栓剂。

六、并发症及其处理

(一)急性阑尾炎的并发症

1.腹腔脓肿

腹腔脓肿是阑尾炎诊治不及时的结果。阑尾周围脓肿最常见,也可在腹腔其他部位形成脓肿,常见部位有盆腔、肠间隙等处。临床表现有麻痹性肠梗阻的腹胀症状、压痛性包块和全身感染中毒症状等。B超和CT扫描可协助定位。一经诊断即应在超声引导下穿刺抽脓冲洗或置管引流,或必要时手术切开引流。阑尾脓肿非手术疗法治愈后复发率很高。因此,应在治愈后3个月左右择期手术切除阑尾,其效果比急诊手术好。

2.内、外瘘形成

阑尾周围脓肿如未及时引流,少数病例可形成各种内瘘或外瘘,脓肿可向小肠或大肠内穿破,亦可向膀胱、阴道或腹壁穿破,此时脓液可经瘘管排出。X线-钡剂检查或者经外瘘置管造影可协助了解瘘管走行,有助于选择相应的治疗方法。

3.化脓性门静脉炎

急性阑尾炎时阑尾静脉中的感染性血栓,可沿肠系膜上静脉至门静脉,导致化脓性门静脉炎症。临床表现为寒战、高热、肝大、剑突下压痛及轻度黄疸等。虽属少见但病情严重,会产生感染性休克和脓毒症,治疗延误可发展为细菌性肝脓肿。行阑尾切除并大剂量抗生素治疗有效。

(二)阑尾切除术后的并发症

1.出血

主要是阑尾系膜的结扎不牢,引起系膜血管出血。表现为腹痛、腹胀和失血性休克等症状,或因内翻残端出血呈下消化道出血。处理的关键在于预防,阑尾系膜结扎要确切,系膜肥厚者应分束结扎或缝扎止血,结扎线距切断的系膜缘要有一定距离。一旦发生出血表现,应立即输血、补液,必要时再次手术止血。

2.切口感染

切口感染是最常见的术后并发症,是造成切口不愈合的最主要原因。在化脓或穿孔性急性阑尾炎中多见。术中加强切口保护,切口冲洗,彻底止血,消灭无效腔等措施可预防切口感染。一旦感染,可先行试穿抽出脓液,或于波动处拆除缝线,排出脓液并放置引流,同时加抗生素治疗。

3.粘连性肠梗阻

也是阑尾切除术后的较常见并发症,与局部炎症重、手术损伤、切口异物及术后卧床等多种原因有关。术后早期离床活动可适当预防此并发症。粘连性肠梗阻病情较重者须手术治疗。

4.阑尾残株炎

阑尾残端保留过长超过 1 cm 或者粪石残留,术后残株可炎症复发,仍表现为阑尾炎的症状。也有报道由双阑尾畸形遗留一条阑尾所致。应行 B 超、钡剂灌肠透视检查等帮助诊断。症状较重时应再次手术切除阑尾残株。

5.粪瘘

少见。产生术后粪瘘的重要因素是阑尾基部及盲肠壁肿胀脆弱、包埋不妥。常见有阑尾残端单纯结扎,其结扎线脱落;盲肠组织水肿脆弱,术中缝合时裂伤。粪瘘发生时如已局限化,不至于发生弥漫性腹膜炎,类似阑尾周围脓肿的临床表现。一般经非手术治疗,多在 4～8 周内粪瘘可闭合自愈。若超过 3 个月未愈,可进行内口修补和瘘管切除。

第二节　慢性阑尾炎

慢性阑尾炎多由急性阑尾炎转变而来,少数也可开始即呈慢性过程。

一、病理

主要病变为阑尾壁慢性炎性细胞浸润及不同程度的纤维化。多数慢性阑尾炎患者的阑尾腔内有粪石,或者阑尾粘连,淋巴滤泡过度增生,使管腔变窄。也可因纤维组织增生,管壁增厚,导致管腔狭窄不规则,甚至闭塞。这些病变妨碍了阑尾的排空,压迫阑尾壁内神经而产生疼痛症状。

二、临床表现

患者既往常有急性阑尾炎发作病史,也可能症状不重亦不典型。经常有右下腹疼痛,有的患者仅有隐痛或不适,剧烈活动或饮食不节可诱发急性发作。有的患者有反复急性发作的病史。主要的体征是阑尾部位的局限性压痛,位置较固定。左侧卧位体检时,部分患者在右下腹可扪及阑尾条索。

三、诊断

慢性阑尾炎诊断的重要原则是除外回盲部的肿瘤,如盲肠癌、阑尾类癌、良性腺瘤、息肉、憩室等;以及除外特殊性感染,如结核、嗜酸性肉芽肿、阿米巴、克罗恩病等。钡剂灌肠及纤维结肠镜均为有效的诊断方法。X线钡剂灌肠透视检查,可见阑尾不充盈或充盈不全,阑尾腔不规则,72小时后透视复查阑尾腔内仍有钡剂残留,即可诊断慢性阑尾炎。

四、治疗

诊断明确后需手术切除阑尾,并行病理检查证实诊断。慢性阑尾炎常粘连较重,手术操作尤应细致。术中应特别注意回肠和结肠探查。

临床医师应注意:虽然术前的临床表现、影像学检查及术后病理诊断都能诊断为慢性阑尾炎,但手术切除阑尾后,右下腹慢性疼痛仍会存在的患者为数并不少,故在术前谈话时应充分说明这一可能出现的情况。

第三节　特殊类型阑尾炎

一般成年人急性阑尾炎诊断多无困难,早期治疗的效果非常好。如遇到婴幼儿、老年人及妊娠妇女患急性阑尾炎时,诊断和治疗均较困难,容易贻误病机,应特别加以重视。

一、小儿急性阑尾炎

婴儿和幼儿的阑尾腔多呈漏斗状,基底部较宽大,不易发生由淋巴滤泡增生或者粪石所致阑尾管腔阻塞。因此,新生儿急性阑尾炎很少见。年龄较大的儿童,阑尾腔渐变细,与成人的阑尾几乎无区别。

(一)小儿急性阑尾炎的临床特点

小儿盲肠较游离,异位阑尾炎的发病率较高,约占同龄阑尾炎的10%,年龄愈小比例愈高。小儿阑尾壁薄,大网膜发育不良,因而阑尾容易穿孔,且穿孔后炎症不易局限。小儿腹腔表面积相对较大,因而腹膜炎的全身中毒症状严重。压痛和肌紧张,仍系小儿急性阑尾炎的重要体征。由于小儿的盲肠位置较高较游离,其压痛范围较大,且位置较高和偏内侧。小儿对水、电解质代谢和酸碱平衡的调节功能较差,急腹症易引起水、电解质和酸碱平衡紊乱。由于较小儿童不能准确描述病史,难以早期确诊,穿孔率较高,并发症和死亡率也较高。因此,凡小儿有腹痛,甚至婴儿有呕吐、腹泻和原因不明的发热时,应考虑急性阑尾炎的可能,设法进一步检查以确诊或排除这一可能性。

(二)小儿急性阑尾炎的治疗原则

早期手术,并配合输液、纠正脱水,应用广谱抗生素等。由于小儿急性阑尾炎病情发展较快,易穿孔而发生腹膜炎,死亡率也很高,故一旦诊断明确,应及早做手术治疗。手术操作基本上同成人型急性阑尾炎,常规作麦氏切口,而位置略较成人典型切口高。至于残端的处理,因幼儿肠壁较薄,荷包缝合时易穿破肠壁,因此不宜勉强做荷包埋入残端。幼小婴儿有时阑尾根部粗而盲肠小,残端翻入后有成为肠套叠起点的可能,因此可以不予翻入,而取周围系膜组织覆盖缝严,以免残端暴露而发生粘连。围术期注意纠正失水、酸中毒和低钾。婴幼儿肾功能发育尚未完备,注意避免使用有损肾功能的药物。

二、老年急性阑尾炎

老年急性阑尾炎是指 60 岁以上的急性阑尾炎患者,占该病患者总数的 1%~4%,随着社会老龄人口增多,老年人急性阑尾炎的发病率也相应升高。其发病原因、病理、临床表现和诊断原则与成人型基本相似。

(一)老年人急性阑尾炎的临床特点

老龄的病理生理变化是影响老年急性阑尾炎的关键因素。老年人对疼痛反应迟钝,腹痛一般不剧烈,转移性腹痛出现较晚或不明显;老年人腹肌萎缩,腹肌紧张常不明显;免疫功能下降,防御机能减退,全身反应如体温、脉搏和白细胞数变化不如青年人明显并且炎症较易扩散而不能局限;老年人动脉大多硬化,一旦阑尾发炎而致动脉栓塞,容易发生坏疽、穿孔及腹膜炎。因其腹痛及腹膜刺激表现均较中青年患者轻,容易与内科疾病相混淆,延误诊断及手术时机,增加了疾病的危险性。加之老年人常伴有糖尿病、心血管和肺部疾病,麻醉和手术意外可能性大,使病情更趋复杂严重。

(二)老年人急性阑尾炎的治疗原则

仍以早期急症手术为主。为了顺利度过手术和减少术后并发症,宜加强手术前准备和围术期护理。老年人术后易发生肺炎等感染性并发症,手术前后均应给予广谱抗生素。

三、妊娠期急性阑尾炎

妊娠期急性阑尾炎发病率约为 0.1%,妊娠中期发病率有所提高,可能与胎儿生长较快有关。妊娠期急性阑尾炎的诊断是比较困难的,常因症状、体征不典型而被忽略以致延误治疗。一旦发生穿孔和腹膜炎将威胁母子生命,应慎重对待。

(一)妊娠期急性阑尾炎的特点

妊娠期子宫增大,盲肠和阑尾被推挤向右上腹,妊娠 5 个月阑尾位于髂嵴水平,8 个月在髂嵴上两横指,压痛部位也随之上移。同时腹壁被抬高,炎症阑尾刺激不到壁层腹膜,所以使压痛、反跳痛和肌紧张均不明显。大网膜和小肠被推移,难以包裹炎症阑尾,穿孔后炎症不易局限。一旦发生流产或早产后子宫缩小,脓液易扩散引起弥散性腹膜炎,使病情复杂化。这些因素致使妊娠期急性阑尾炎难于诊断,炎症发展易致流产或早产,威胁母子生命安全。同时,增大的子宫影响手术操作,增加意外损伤因素。

(二)妊娠期急性阑尾炎的治疗原则

妊娠不是阑尾切除手术的禁忌证,威胁胎儿存活的因素不是阑尾切除术本身,而是耽误手术时机。因此,不论妊娠早、中和后期,及时施行阑尾切除术均是明智之举。特别是妊娠后期的腹腔感染难以控制,更应及早手术。围术期应加用黄体酮,以减少子宫收缩,防止发生流产或早产。妊娠中、后期由于盲肠及阑尾向上、外、后方移位,手术切口宜偏高。妊娠后期一般可做腹直肌旁切口,便于同时进行剖腹产。手术操作要轻柔,以减少对子宫的刺激。尽量不用腹腔引流。术后使用广谱抗生素,应同时顾及药物对胎儿的毒副作用。加强术后护理。临产期的急性阑尾炎如并发阑尾穿孔或全身感染症状严重时,可考虑经腹剖宫产术,同时切除病变阑尾。

第四节 阑尾肿瘤

阑尾类似于一根管型的小储袋样结构,位于盲肠。其长度平均为 8～10 cm,被认为是胃肠道的一部分。虽然通常认为阑尾对人体来说是一个无明显功能的器官,但其可能为淋巴系统、内分泌及外分泌系统的一员。当阑尾细胞出现不正常的或者是不可控的增生生长时,就会发生阑尾肿瘤。阑尾肿瘤可分为良性及恶性,而后者也就是通常所说的阑尾癌。

一、阑尾良性肿瘤

(一)阑尾黏液囊肿

阑尾黏液囊肿为一种良性肿瘤,临床罕见,发病率约为0.14%。在阑尾切除术中的发现率为0.07%~0.3%,女性多见,男女比例为1∶3。临床上往往缺乏典型症状及体征,多数患者是在术中或术后病理确诊的。

1.病因

阑尾黏液囊肿是阑尾根部因慢性炎性反应而发生梗阻,阑尾腔内黏液细胞不断分泌黏液积存于阑尾腔内形成。阑尾黏液囊肿到一定程度时黏液细胞则失去功能,不再分泌黏液而黏液物不能正常排出,阑尾逐渐扩张形成膜性黏液性囊肿(图2-7)。有时黏液可以穿透阑尾脏层直至浆膜外,形成壁内黏液湖或阑尾周围黏液性肿块,甚至引起腹膜种植形成腹膜假性黏液瘤。

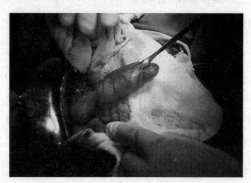

图 2-7　阑尾黏液囊肿

2.病理

病理学可见充满黏液的阑尾腔,黏膜扁平,无肿瘤性上皮的证据。后期由于腔内压力增加,可形成憩室,上皮也可移位至黏膜下(假侵犯),当黏液囊肿破裂,黏液分泌上皮也可随之进入腹腔。腹膜假性黏液瘤的形成,被认为一方面是由于黏液自破裂囊肿溢出所致,另一方面认为溢出黏液中含有黏液分泌功能的细胞,其附着于腹膜表面并继续分泌,从而形成腹膜假性黏液瘤。

3.临床表现

阑尾黏液囊肿体积小时,常无任何特异性症状,多为其他手术时偶然发现,临床仅表现为右下腹隐痛,但在囊肿膨胀生长过程中可能会诱发阑尾炎表现。偶尔体积较大者右下腹可触及包块,仍需手术探查病理明确。囊肿可与肠道粘连形成肠梗阻,或形成肠套叠、肠扭转、囊内出血、感染破裂及恶变等多种并发症。

4.诊断

因阑尾黏液囊肿缺乏特异性临床表现,术前诊断困难,往往需要术后病理明确诊断。术前的辅助检查对该病的诊断可以提供一些帮助。阑尾黏液囊肿的主要辅助检查有X片、钡灌肠、B超和CT检查。

(1)X片可见囊肿边缘钙化影。

(2)钡灌肠最典型表现为阑尾腔不显影,盲肠与回肠之间有占位性病变,回肠被推向内上方,盲肠被推向外上方,盲肠壁可有外来压迹,但黏膜正常。

(3)B超检查是本病的主要诊断方法,较为简便快捷。B超检查可见回盲部囊实性肿物,包膜完整,内部回声呈网格状,透声差,有密集点状回声,后方回声稍增强。

(4)CT检查既能对囊肿定位又能定性。扫描可见右下腹不规则低密度灶,边界较清楚,内部密度欠均匀,可有钙化;增强扫描见囊壁呈环形均一强化,强化程度同肠壁,囊内无强化,周围组织有炎性浸润时可与囊肿壁粘连,后腹膜可增厚,若见到囊性肿物与盲肠壁相连则更支持诊断(图2-8)。CT检查中应与阑尾周围脓肿相鉴别,后者一般为圆形,边缘不规则,欠清楚,密度不均,囊壁较厚,增强扫描强化不均,周围组织炎症表现较显著。

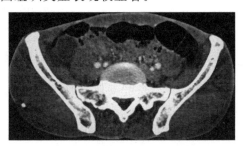

图 2-8　阑尾黏液囊肿的 CT 表现

5.鉴别诊断

如果手术前考虑阑尾黏液囊肿诊断,则需进一步与阑尾周围脓肿及结肠癌相鉴别。

6.治疗

手术是治疗阑尾黏液囊肿的唯一方法。阑尾远端2/3的囊肿,较小、与周围无粘连且阑尾根部完整者行阑尾切除术，即使术后病理证实为囊腺癌，也不必二次手术扩大切除范围，因为此处病灶并不侵及周围淋巴结。当囊肿侵犯阑尾近1/3或与邻近盲肠回肠有粘连时，则宜行右半结肠切除术。也有学者提出根据病变部位选择手术方式，位于阑尾远端囊肿，选择囊肿在内单纯阑尾切除术；囊肿受累阑尾根部和盲肠发生粘连者，应作阑尾和盲肠切除；若囊肿较大，怀疑有恶变可能，应行盲肠切除或右半结肠切除。如果囊肿已与其他小肠肠襻粘连，或已经引起肠扭转、肠套叠等并发症，往往需将受累的肠襻一并切除。此外，阑尾腔内黏液较多，腔内压高，且囊壁薄时易引起阑尾破溃，黏液球经破口溢出导致腹腔内广泛转移。故术时应先保护腹腔，术中应遵循无瘤观念，轻柔操作，用敷料将囊肿与周围组织隔开，尽量不使囊肿破裂，避免穿刺和切开探查操作，谨防黏液外溢造成医源性种植引起腹膜假性黏液瘤发生。手术中一旦发现囊肿破裂，应尽量清除溢出的黏液，须用氟尿嘧啶局部冲洗，术毕以生理盐水和氟尿嘧啶反复冲洗腹腔，术后也可用氟尿嘧啶少量多次注入腹腔。术中也可用5％甲醛溶液局部固定或用2.5％碘酊灼烧，再用噻替啶冲洗腹腔，预防腹腔黏液瘤的发生。

对于已经形成腹膜假性黏液瘤的患者，大多数学者同意行严格的病灶切除，包括彻底清除腹腔内胶样腹水；甚至为确保足够的切除范围行大网膜切除术和双侧卵巢切除术。术中应行腹腔灌洗或腹腔温热疗法，术后辅以化疗或放疗。本病极易复发，对于复发病灶仍需再次手术切除病灶。有学者指出，术中行肿瘤细胞减瘤手术联合腹腔内热灌注化疗及联合术后周期化疗可以提高腹膜假性黏液瘤患者生存率。

(二)阑尾黏液性囊腺瘤

阑尾黏液性囊腺瘤也是一种少见的阑尾良性肿瘤，仅占阑尾切除手术标本的0.3％。另据相关文献报道其发病年龄11～90岁，发病高峰年龄61～70岁，发病男女比例为1：4，平均发病年龄为55岁。

1.病因、病理

阑尾黏液性囊腺瘤的腺上皮呈不典型增生或腺瘤性息肉，腺瘤阻塞阑尾，使黏液潴留阑尾腔内导致压力增高，黏液可穿透浆膜层，表现为阑尾周围和腹膜后黏液性肿块，可伴卵巢黏液性囊腺瘤。黏液性囊腺瘤的特点是阑尾壁有不典型腺体浸润，并穿越黏膜肌层，或有腹膜种植形成腹膜假黏液瘤，不发生血性和淋巴转移。

2.临床表现

临床表现与阑尾黏液囊肿相似,阑尾黏液性囊腺瘤临床表现不一,可无临床症状,常于体检超声检查中发现,或表现为急性阑尾炎的症状和体征,或由于患者触及腹部包块而就诊。阑尾黏液性囊腺瘤可并发急性阑尾炎,也可并发肠扭转及肠坏死、肠套叠、肠梗阻、囊肿继发感染及出血,从而引起相对应的临床表现。

3.诊断及鉴别诊断

本病术前确诊较为困难,误诊率高,仅靠术后病理证实。临床上遇下述情况应考虑本病的可能:①有阑尾炎、阑尾脓肿病史。②右下腹肿块,生长缓慢、表面光滑、囊实性,经抗感染等治疗无明显消退。③B超及CT提示右下腹囊实性肿块,囊壁厚薄均匀,呈长条状或椭圆形,与盲肠关系密切,可有钙化。④标本剖开有淡黄色或白色黏液胶冻状液体。

临床上阑尾黏液性囊腺瘤与黏液囊肿难以区分,因本病罕见,因此其各种辅助检查,如超声检查、CT等方法及鉴别诊断可参照阑尾黏液囊肿。

4.治疗

手术也是治疗阑尾黏液性囊腺瘤的唯一方法。手术方式的选择及注意事项与阑尾黏液囊肿相同。

二、阑尾腺癌

阑尾腺癌的发病率约占阑尾切除术后标本的 0.1%,每年约 0.2/10 万患者发病。阑尾腺癌占胃肠道肿瘤的 0.2%～0.5%,占阑尾原发恶性肿瘤的 5%～8%。发病的平均年龄为 60～65 岁,男性发病率高于女性。

阑尾腺癌又主要可分为 3 类:黏液腺癌、结肠型腺癌和印戒细胞癌。其中约60% 是黏液腺癌,其次是结肠型腺癌,印戒细胞癌则极其罕见。

此病发病原因尚不清楚,可能与免疫功能低下、炎性反应反复发作和上皮再生等有关。有研究指出,患有慢性溃疡性结肠炎的患者,容易造成病变肠上皮细胞发育不良及细胞恶变,从而一半左右的患者造成阑尾炎性受累,诱发恶变。阑尾腺癌多发生于阑尾的根部,呈浸润性生长,恶性程度高。

(一)阑尾黏液腺癌

阑尾黏液腺癌是阑尾恶性肿瘤的一种,临床罕见,占阑尾腺癌 60% 以上。发病原因尚不明确,以 60 岁以上老年人多见,男女均可发病,男女之比为 3∶1。

1.病理

黏液腺癌肉眼观:阑尾腔不同程度囊性扩张,囊内充满黏液,黏膜面有时见结节状、绒毛状肿物,但无明确肿块形成。镜下观:肿瘤细胞呈高柱状,胞质透亮,充满黏液,核位于基底部,细胞呈现不同程度异型性,大多分化良好。细胞呈乳突状或腺管状排列弥漫性生长。若肿瘤穿破阑尾壁进入腹腔内形成腹膜假性黏液瘤。依据细胞异型及阑尾壁有无恶性腺体侵犯,将黏液性肿瘤分为黏液囊肿、黏液性囊腺瘤和黏液性囊腺癌。

2.临床表现

阑尾黏液腺癌临床症状不典型,右下腹痛或右下腹包块是该病的主要表现。肿瘤多位于阑尾基底部,临床表现隐匿,当并发感染,临床上出现右下腹痛、发热等症状,因此常常被误诊为阑尾炎或阑尾周围脓肿。肿瘤长大或与周围组织粘连后常形成肿物。当黏液腺癌进一步发展甚至穿孔突破浆膜层,向腹腔、盆腔内播散转移,广泛种植在腹盆腔脏器及大小网膜表面,粘连形成肿块,或形成大量黏液性腹水,此临床病变称腹膜假性黏液瘤,此时的临床表现有腹痛、腹胀、腹部肿物及腹水征等。

3.转移途径

(1)淋巴转移:阑尾的淋巴组织很丰富,主要在黏膜下层,呈纵行分布,回流入回盲部及右半结肠系膜淋巴结。所以,一旦癌侵犯黏膜下层易致淋巴转移,提示需行根治性右半结肠切除,尤其注意清扫右半结肠系膜淋巴结。

(2)直接浸润和种植:可出现大网膜、邻近肠系膜、盆腔腹膜转移,故手术时应妥善保护切口和术野,切勿分破肿瘤,应连同包裹的大网膜一并切除,以防局部种植复发。

4.诊断

本病与阑尾黏液囊肿及阑尾黏液囊腺瘤一样,术前诊断较为困难,误诊率高,往往需靠术后病理证实。

辅助检查如下。

(1)超声可探查到右中下腹实性或囊实性肿块及腹水,但因没有明确的诊断标准,术前很难明确诊断,当合并感染时,阑尾炎表现更使超声检查获益有限。

(2)CT可表现为:①肿块往往较大,一般呈分叶状,囊壁及囊内分隔厚薄不均,局部可有壁结节向腔内突入,增强后实质部分呈不均匀中、高密度结节,花环样强化,囊性部分不强化。②病灶周围脂肪间隙因肿瘤浸润密度增高,与周围肠道、系膜血管粘连,并可向腹腔脏器的实质内浸润,可推压或侵犯盲肠,致肠壁偏侧性增厚、僵硬。③CT可提示腹膜假性黏液瘤形成(图2-9)。

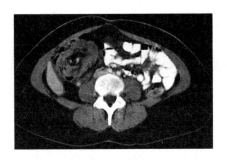

图 2-9　腹膜假性黏液瘤的 CT 表现

（3）纤维结肠镜无特征性表现，主要作用是排除结肠肿瘤、肠结核等病变，同时有助于判断肿瘤有无肠腔内浸润。

（4）肿瘤标志物 CEA、CA19-9 等对阑尾黏液腺癌有一定辅助诊断价值。

5.鉴别诊断

（1）阑尾黏液囊肿：单纯性黏液囊肿是由于非肿瘤性病变如炎性狭窄，黏液积聚而引起阑尾腔扩张，形成薄壁，单房性（偶为多房性）囊肿，腔内充满稠性黏液，囊肿直径通常 $<1\ cm$，光镜下可见充满黏液的腔，黏膜扁平，无肿瘤性上皮的证据，由于腔内压力增加，可形成憩室，上皮也可移位至黏膜下（假侵犯），当黏液囊肿破裂，黏液分泌上皮也可随之进入腹腔。

（2）阑尾黏液腺瘤：该瘤为良性肿瘤，在生长中囊性变，上皮排列呈波浪状或绒毛状，形成黏液囊肿，无细胞性黏液在整个管腔中四散，就像黏液腺癌浸润一样，但黏膜肌层是完整的，病变可通过完整切除而治愈。

（3）卵巢交界性黏液性囊腺瘤：当阑尾黏液腺癌晚期侵及卵巢时，其形态与卵巢黏液性囊腺瘤相似，引起腹膜假黏液瘤，腹腔内肿物为大量多结节或葡萄状结构，大部分表面光滑，富于光泽，切面结节内充满胶冻状黏液物质，镜下见大量黏液上皮呈不同程度分化，大部分分化良好，阑尾黏液腺癌时免疫组化 CK_{20}^{2+}、$Villin^{2+}$、CD_{x2}^{2+}、XK7-、WT-1-，而来源于卵巢时 CK_{20}^{-} 及 CK_{7}^{+}。

6.治疗

（1）手术治疗：首选右半结肠切除术。当一期以"阑尾炎"行阑尾切除术，而病理显示为黏液腺癌时，应在阑尾切除术后 2 周内施行二期右半结肠切除术。因为单纯阑尾切除和姑息性手术易导致肿瘤复发和转移。多数学者认为，此术式与单纯阑尾切除相比可减少复发，明显提高远期生存率，主张一旦确诊应行右半结肠切除。Pruvanov 还建议对于绝经期妇女，在行右半结肠切除术时连同卵巢一起切除，可防止转移，提高生存率。因为 Ronnett 等通过病理和免疫组化分析,许多卵巢肿瘤患者是通过阑尾肿瘤转移的。多方研究报道,右半结肠切除术后5年生存率可达70%以上,而仅行阑尾切除者仅为20%～30%。由于阑尾腺癌多呈浸润性生长,肉眼诊断困难,术中若发现有肿块,阑尾管壁增厚、变硬,尤其是阑尾炎症不明显而合并有腹水时,应即刻行术中冷冻切片检查,以便及时发现该病,避免或减少二次手术问题,降低术后复发率和延长生存期。

但目前也有国内外学者认为,如果阑尾病变比较局限,无外侵和淋巴结转移者,也可单纯切除阑尾;认为右半结肠切除的适应证为:肿瘤累及肠壁肌层;肿瘤位于阑尾根部;证实有淋巴结转移。还有学者认为,对于已有腹膜种植的阑尾黏液腺癌,行右半结肠切除术并无必要。

对已经形成腹膜假性黏液瘤的患者,目前的术式仍存在争议。最常采用的是减瘤手术,尽可能完整切除肿瘤,消除腹腔内肉眼可见转移灶。此手术难度较大,病变广泛时需要切除小肠、结肠或脾、子宫等,且术后复发率高。对于复发病例仍应积极手术治疗,可延长生存时间及改善生存质量。

(2)辅助化疗:目前针对阑尾黏液性肿瘤,同时有腹膜转移的病例,推荐术后静脉全身化疗,但目前尚无公认的化疗方案。《NCCN结肠癌指南》2011年第1版中新增脚注,表明阑尾的腺癌,也可以按照《NCCN结直肠癌指南》进行术后全身辅助化疗。而对于并发腹腔假性黏液瘤的患者,术中用0.5%5-Fu溶液反复冲洗术野,术后早期行腹腔灌注化疗及热疗,能提高药物对肿瘤的作用,对肿瘤细胞更具有细胞毒性,使肿瘤局限、包裹,已得到多数国内外学者的认可。有学者提出腹腔灌注化疗等局部治疗十分重要,考虑大部分病例在确诊时已有腹腔内广泛转移,治疗应采用肿瘤细胞减灭外科治疗,并尽可能完整切除肿瘤,消除腹腔内转移灶,同时术后应早期行腹腔灌注化疗(氟尿嘧啶加丝裂霉素或加铂类)及热疗,目前已成为大部分转移性病灶的首选治疗。

(二)阑尾结肠型腺癌

阑尾结肠型腺癌占阑尾腺癌的30%～35%。结肠型腺癌病变与结肠癌相似,可浸润周围组织并发淋巴结转移,病理早期为结节状或息肉状突向阑尾腔内,临床上所见腺癌大多已经浸润阑尾壁,使阑尾变粗形成一实性包块,沿阑尾根部浸润到盲肠壁。晚期则可出现淋巴结和血运转移。

临床表现与黏液性腺癌一致,缺乏特异性,右下腹痛及右下腹肿物为主要表现。后病情发展,可出现结肠癌相关表现,如营养不良、肠套叠、肠梗阻等。诊断方法及鉴别诊断可参考阑尾黏液性腺癌及结肠癌诊治标准。

结肠型腺癌的病变通常位于阑尾根部,为高度恶性,局部多呈浸润性生长,易沿血行和淋巴途径转移,具有结肠癌的特点,应行根治性右半结肠切除术为妥,并尽可能争取早期手术,术后静脉全身化疗。

(三)阑尾腺癌预后

一些临床及病理因素影响阑尾腺癌的预后,这些因素包括腹膜征象和最初的临床表现,术前疾病的范围,腹膜弥散的程度,组织学亚型或分级和肿瘤细胞灭减术的完全性。有研究结果显示,术前 CEA 水平、分化程度和临床分期是影响患者预后的独立因素。

1.并发症

急性阑尾炎、阑尾穿孔、腹水、右下腹包块等主要并发症,是本病的主要临床特点,也是临床诊断困难的重要原因。并发症的多少与其死亡率成正比相关,有并发症死亡率是无并发症者 2～3 倍。有腹水与穿孔者预后差,有学者注意到阑尾腺癌伴穿孔易引起肿瘤远处转移和广泛种植。

2.临床分期

临床分期是影响阑尾腺癌预后的重要因素,据 Walter 等报道,0 期、Ⅰ 期、Ⅱ 期、Ⅲ 期和 Ⅳ 期患者的 5 年生存率分别为 95.7%、88%、75.2%、37.1% 和 25.6%。Nitecki 等研究表明 Ⅳ 期的 5 年生存率仅为 6%。

3.病理因素

Yoon 等通过临床病理的多因素分析表明,高组织学分级和高病理分期与低生存率呈线性关系。Ito 等报道,高分化和中低分化患者的 5 年生存率分别为 100% 和 46%。有学者研究发现阑尾腺癌的 5 年生存率为 42%～57%,其中黏液腺癌、结肠型腺癌和印戒细胞癌的 5 年生存率分别为 46%、42% 和 18%,黏液型腺癌患者的预后优于结肠型腺癌,印戒细胞癌患者的预后最差。

4.手术方式

尽管不同术式对预后的影响尚没有定论,但有学者认为,右半结肠切除术与单纯阑尾切除术相比,能获得更好的预后。进行肿瘤细胞减灭术及术中腹膜化疗术,能够改善伴有腹膜假性黏液瘤的黏液型腺癌患者的临床预后。

5.化疗

目前用全身化疗作为替代方案治疗转移性阑尾癌的数据非常有限,近年来临床上主要采取术中 5-FU 及热蒸馏水充分浸泡腹腔,术后给予腹腔温热化疗,常用药为 5-FU、顺铂及丝裂霉素,明显提高了 5 年生存率,特别对复发患者能延长再次复发时间。而根据术后病理分型及分期,术后全身静脉化疗也应有选择性进行。

第三章

炎 性 肠 病

第一节 急 性 肠 炎

一、概述

急性肠炎是各种细菌、病毒引起的急性肠道炎症,临床以急性腹泻为主要特征。本病起病急骤,可伴有腹痛、恶心、呕吐、发热等,严重者可致脱水、电解质紊乱、酸中毒、休克等。临床上与急性胃炎同时发病者,又称为急性胃肠炎。

急性肠炎是常见病、多发病,夏、秋两季发病率高,无性别差异,并且可以发生在任何年龄阶段,若能得到及时治疗,一般不会危及生命。

目前疫苗是预防腹泻病最经济有效的手段,现有细菌性腹泻病疫苗分为灭活全菌体疫苗、亚单位疫苗和减毒活疫苗 3 大类,正在研究中的细菌性疫苗主要是产毒性大肠埃希菌类。目前,肠毒素性大肠埃希菌(ETEC)疫苗中仅 rCTB-CF ETEC 在流行区开展了成人及婴幼儿现场保护效果研究,新近出现的菌蜕疫苗、DNA 疫苗、转基因植物疫苗技术为疫苗的研制提供新的思路。轮状病毒活疫苗是我国自主研制的开发的一类新药,又是预防轮状病毒所致急性肠炎唯一经济有效的手段。

急性肠炎主要是由细菌及病毒等微生物感染所引起。常见病毒有轮状病毒、诺瓦克病毒、肠道腺病毒、副轮状病毒等。细菌感染主要为大肠埃希菌感染,常见致病性大肠埃希菌菌株如肠毒素性大肠埃希菌、肠致病性大肠埃希菌、肠侵袭性和出血性大肠埃希菌等。其他还有肠炎沙门菌、空肠弯曲菌、副溶血性弧菌、金黄色葡萄球菌感染等。其中轮状病毒是婴幼儿急性腹泻的常见病因,而肠毒素性大肠埃希菌是成人急性肠炎的主要病原。多与饮食不节或误食被污染的食物有关,部分患者会因食物过敏引起。

细菌感染后，主要通过以下 3 种机制引起腹泻：一为肠毒素作用。多数病原菌进入肠道后，并不侵入肠上皮细胞，仅在小肠内繁殖，并黏附于黏膜，释放致病性肠毒素。肠毒素与肠黏膜上皮细胞的受体结合，活化腺苷环化酶，从而使三磷酸腺苷转变而来的环磷酸腺苷大量聚集。环磷酸腺苷可刺激隐窝处细胞分泌氯离子、碳酸氢根离子和肠液，并抑制小肠绒毛上皮细胞对氯离子、钠离子等的正常吸收，当分泌量超过肠道吸收能力时可发生水样腹泻。二是通过黏附作用。如黏附性大肠埃希菌，通过其菌毛抗原的定居因子，黏附于上皮细胞刷状缘，可瓦解微绒毛，并使之变钝、扭曲、变形、甚至液化，使肠黏膜吸收面积减少、刷状缘表面酶的减少，造成吸收障碍，可致吸收障碍性腹泻及渗透性腹泻。三是侵入固有层。沙门菌属可侵入肠上皮细胞，通过吞饮囊穿过细胞，进入肠壁的固有层，引起固有层大量多形核白细胞的趋化反应和炎性病变，导致渗出性腹泻。临床上可见发热、腹痛等症状。

病毒进入胃肠道后，直接感染小肠黏膜的上皮细胞及绒毛，使柱状上皮细胞变平或脱落，被从隐窝部上移的立方形上皮细胞取代，未成熟的立方形上皮细胞导致电解质运送紊乱及吸收不良，从而引起腹泻。由于含有丰富的 Na^+-K^+-ATP 酶的绒毛顶部细胞受损，细胞对钠离子的吸收转运发生障碍，造成大量水分与电解质在场内积聚，引起吸收障碍性腹泻。绒毛上皮细胞的病变，又使刷状缘表面的双糖酶活性减少，双糖不能水解为单糖，以及木糖、乳糖、脂肪等的吸收障碍，肠腔内渗透压增高，水分大量渗入导致渗透性腹泻的发生。临床常伴低热、恶心、呕吐，少数患者会出现咳嗽、流涕等呼吸道症状。

急性肠炎主要表现为排便次数增多，粪质稀薄，在中医学古代医籍中与"泄泻病"相对应。本病首载于《黄帝内经》，《素问·气交变大论》对其病因病机等有较全面论述，指出风、寒、湿、热皆可致病；陈无择在《三因极一病证方论》中提出外邪可导致泄泻，这都与现代医学中细菌及病毒感染引起急性肠炎一致。

二、病因、病机

(一)致病因素

急性肠炎在中医学中属"泄泻"范畴，中医学认为其主要致病因素为感受外邪、饮食所伤，这与西医学中细菌、病毒感染的观点不谋而合。六淫之邪均能使人发生泄泻，其中以暑、湿、寒、热较常见，尤以湿邪致泻者甚。饮食过量，化为积滞；或恣食肥甘，滋生湿热；或过食生冷，寒湿伤中；或误食不洁，化生浊邪等均可导致脾胃受损，引发泄泻。其次，情志不畅导致肝脾不和、脾胃虚弱、年老虚损而命门火衰等内因也是泄泻的常见病因,脾胃虚弱乃其主要的发病基础,这与临床上免疫力低,易感染相对应。

(二)病机特点

本病病位在肠,脾失健运是病机关键,同时与肝、肾密切相关。小肠的分清化浊、大肠的传导变化,都是在脾的主导下进行的,无论外邪、内伤,只有影响到脾的运化,才能导致泄泻,因此张景岳有"泄泻之本,无不由于脾胃"之说。脾喜燥而恶湿,湿邪最易困阻脾土,以致脾失健运,清浊不分,水谷混杂而下,发为泄泻。其病理因素主要为湿。外邪夹湿令湿邪偏盛,临证可见泄泻黏腻、脘腹满闷、身重、口不渴或渴而不欲饮、苔腻、脉滑等。若风寒夹湿,一则损伤脾胃,见泄下清稀,甚如水样,且寒主收引,可伴腹痛肠鸣;一则侵袭皮毛肺卫,可有恶寒发热、肢体酸痛、鼻塞流涕等。湿与热邪相兼,则热迫肠道而泻下急暴;湿热蕴结、气机不畅,则泻而不爽;湿热下注可致肛门灼热、大便黄而臭、小便短赤;热伤津液而见烦热、口渴。另外,饮食不洁(节),宿食湿浊内停,阻滞肠胃,传化失常,故腹痛肠鸣,脘腹胀满;浊气上逆,则嗳腐吞酸;宿食下流,则泻下臭如败卵;泻后腐浊外泄,故腹痛减轻。

素有脾气虚弱者,清阳不升,不能受纳水谷、运化精微,湿滞内生,清浊不分,遂成泄泻。因此可见完谷不化或稍进油腻则泄泻;脾虚精微不能化血,见面色萎黄,肢倦乏力。土虚而肝木易于相对偏旺,一有变动便可致土气受阻,而发为泄泻。肝气郁结、失于条达,则见腹痛攻窜、每因情志变化而易发,常伴嗳气、胸胁胀闷等症。年老体衰、阳气不足,或久病之后,或房事无度,多可肾阳受损、命名火衰,而致釜底无火、脾失温煦、运化失权而成泄泻。因五更之后,阳气未复、阴气极盛,故易于泄泻,又称"五更泄"。阳气不足、阴寒极盛,故腹部冷痛、形寒肢冷、腰膝酸软等。然内因而致脾胃虚弱者,又易受外邪侵袭,发为泄泻。

三、诊断与鉴别诊断

(一)西医诊断

1.疾病诊断

(1)临床表现有以下几点。

多有不洁饮食史,潜伏期一般几小时,急性起病,病程较短。

发热:有不同程度的发热,多为轻、中度。

腹泻:每天 3~4 次,多者可达 10 次以上,大便性状不一,多为水样便,或少量黏液血便,但无里急后重,肠出血性大肠埃希菌感染 24 小时内可出现血便。

腹痛:以脐周为主,呈隐痛或阵痛,便后腹痛无明显缓解。

可出现呕吐,为胃内容物或混有胆汁。病情较重者可出现不同程度的脱水。

(2)辅助检查如下。

血象:白细胞总数轻度升高,以中性粒细胞增多为主。

粪便检查:常规镜检下可见少量白细胞、红细胞或黏液,粪便培养可发现病原体。

(3)诊断:诊断主要靠临床表现,病原学诊断较为困难。

2.鉴别诊断

(1)细菌性痢疾:应与急性轻型细菌性痢疾区别。细菌性痢疾表现为腹痛腹泻、里急后重、典型脓血便或黏液便。本病常为水样大便,少有脓血,亦无里急后重,粪便培养有助于鉴别。

(2)霍乱:霍乱为肠道传染病,以急性腹泻起病,多伴呕吐,常为喷射性,呕吐物先为胃内容物,后为米泔水或清水样。本病一般无呕吐,细菌学检查及血清学检测等可鉴别。

(3)肠易激综合征:患者以中青年为主,女性偏多。粪便可有黏液,粪常规检查正常,部分患者可见腹泻与便秘交替,多伴有腹痛,腹痛部位不固定,情绪变化时易发。

(4)阿米巴肠炎:患者可有腹痛腹泻,粪便不成形或稀便,混有黏液和未消化的食物,臭味较大。粪便或结肠镜取溃疡渗出物检查可找到溶组织阿米巴滋养体或包囊。血清抗阿米巴抗体阳性。抗阿米巴治疗有效。

(5)肠结核:多有肠外结核病史或临床表现,部分患者有低热、盗汗、消瘦、乏力等结核中毒症状。病变好发于回盲部,有腹泻为其主要症状之一,偶可见便秘与腹泻交替出现。内镜下溃疡浅表、不规则,呈环形。组织病理学检查对鉴别诊断最有价值,肠壁和肠系膜淋巴结内大而致密的、融合的干酪样肉芽肿和抗酸杆菌染色阳性是肠结核的特征。可做结核分枝杆菌培养、血清抗体检测或采用结核特异性引物行聚合酶链反应(PCR)检测组织中结核分枝杆菌 DNA。

(6)其他:其他感染性肠炎(如真菌性肠炎、出血坏死性肠炎、抗生素相关性肠炎)、放射性肠炎等应与本病鉴别。

(二)中医诊断

1.病名诊断

以粪便稀溏或完谷不化,甚如水样,并多伴有排便次数增多为主的病症。泄指大便溏薄而势缓;泻指大便清稀如水而势急,临床一般将两者统称泄泻。

2.辨证要点

(1)辨轻重缓急:急者多发病急、病程短,或兼见表证,多以湿盛邪实为主,夏季多发;若泄泻不能食,形体消瘦,泻下无度,或久泻滑脱不禁,致津伤液竭,则每有亡阴亡阳之变,多属重症。缓者多起病缓、病程长,易因外感、饮食、情志、劳倦等导致急性发作,多以脾虚为主;若脾胃不败,饮食如常,多为轻症。

(2)辨泻下之物:大便稀溏,其色黄褐,气味臭秽,泻下急迫或泻而不爽,肛门灼热者,多为湿热之证;大便清稀,甚如水样,气味略腥,多见于寒湿之证;大便溏垢,臭如败卵,多为伤食积滞;大便完谷不化,无腥无臭,常为虚寒之证。

(3)腹痛情况:泄泻伴腹痛者,应辨明其寒热虚实、在气在血。寒痛多拘急而痛,腹中作冷,得温则减;寒实者坚满急痛,虚寒者痛势绵绵;热痛多灼热而痛,或伴口干喜冷饮,得冷则舒。实痛多腹部坚满、拒按;虚痛多痛势缠绵、经久难愈、按之则缓。气滞作痛多为胀痛、攻窜不定,或攻撑作痛,得嗳气或矢气则舒;素有胸胁胀闷,腹痛每因情志变化而加剧,且伴见肠鸣者,多为肝郁脾虚;瘀血作痛多为刺痛,痛处固定、拒按,多伴舌质紫黯、有瘀斑等。

3.证候诊断

(1)寒湿内盛证。

主症:腹痛便溏,大便清稀,甚如水样;舌淡红,苔白腻。

次症:腹痛拘急;肠鸣;脘闷食少;肢体倦怠头重如裹;脉濡缓。若兼外感风寒,则恶寒发热,头痛,肢体酸痛,苔薄白,脉浮。

(2)湿热内蕴证。

主症:腹痛泄泻交作,泻下急迫或泻而不爽,大便或稀或溏,色黄褐而臭;舌质红,苔黄腻。

次症:肛门灼热;烦热口渴,小便短赤;脉滑数或濡数。

(3)食滞肠胃证。

主症:腹痛腹泻,泄后痛减,泻下臭如败卵;苔垢黄或黄腻。

次症:腹部胀满疼痛、拒按;不思饮食,嗳腐吞酸,呕吐酸馊食物,吐后胀痛得减;脉滑或沉实。

(4)肝气乘脾证。

主症:腹痛即泻,泻后痛减;常因情志变化诱发;苔薄白。

次症:腹部胀痛,攻窜不定;肠鸣矢气,嗳气食少;情绪抑郁或急躁易怒;舌质淡红;脉弦或弦细。

(5)脾胃虚弱证。

主症:大便时溏时泻,迁延反复,完谷不化;苔白。

次症:腹痛绵绵,喜按;稍进食油腻则大便次数明显增多;食少纳呆;面色萎黄,神疲倦怠;舌质淡有齿痕;脉细弱。

(6)肾阳虚衰证。

主症:五更之前腹痛肠鸣即泻,完谷不化,泻后痛减;苔白。

次症:形寒肢冷;腰膝酸软;小便清长;舌质淡脉沉细。

上述证候确定:主症必备,加次症2项以上即可诊断。

四、治疗

(一)西医治疗

1.治疗原则

治疗原则包括一般治疗、对症治疗和病原治疗。

2.治疗方法

(1)一般治疗:休息,禁食6～12小时后,给予易消化的流质或半流质饮食。

(2)对症治疗:腹痛严重者可肌内注射阿托品0.5 mg或山莨菪碱(654-2)10 mg,也可口服溴丙胺太林片15～30 mg,每天3次。腹泻频繁者,予复方苯乙哌啶(地芬诺酯),每次1～2片,每天2～3次,首剂加倍,饭后服。呕吐频繁者肌内注射甲氧氯普胺10 mg。至腹泻控制时,应即减少剂量。发热者可给予物理降温或肌内注射复方氨基比林2～4 mL。另外,蒙脱石散对消化道病菌、病毒及细菌所产生的毒素有极强的选择性固定和抑制作用,一般每次3 g,每天3次服用。

(3)病原治疗:由于肠道细菌感染引起者,如病情较重或有并发症者应及时抗感染治疗,以针对病原体的治疗最为重要。细菌感染者,首先喹诺酮类,如大肠埃希菌、沙门菌感染应用依诺沙星、氧氟沙星、环丙沙星等喹诺酮类药物及复方新诺明均有效。

对于病毒感染所致急性肠炎者,临床尚无确切的抗肠道病毒用药,一般以一般治疗和对症治疗为主。

(4)其他:由于大量腹泻造成水、电解质的丢失,造成脱水、电解质紊乱、酸碱平衡失调者,应及时补充水、电解质。包括口服补液和静脉补液。口服补液适用于预防脱水和治疗轻度脱水,可予WHO推荐的口服补液配方(ORS):葡萄糖20 g,氯化钠315 g,碳酸氢钠215 g,氯化钾115 g,用500 mL水配制。口服原则:

应缓慢、逐渐饮用,以口渴消失为度。静脉补液适用于中重度脱水,不能经口摄入,严重电解质紊乱及酸中毒。可予等张液,补液原则:补充累计损失、继续损失及生理需要量3部分。

3.注意事项

(1)慎用止泻剂:对于感染严重的急性肠炎,一般不主张使用止泻剂,尤其是侵袭性腹泻更不宜使用。使用止泻剂,不利于菌体及毒素的排出,往往加重病情。因此止泻剂要慎用。

(2)正确选用抗生素,并注意药物的不良反应:喹诺酮类是广谱抗菌药,是目前治疗感染性腹泻的常用药,对致病性大肠埃希菌及沙门菌属均有效,因可引起未成年人的关节肿胀和疼痛,故不宜在少儿中使用。氨基糖苷类对肠道杆菌有较好的抑制作用,且耐药性低,但其对耳、肾毒性应重视,尤其对小儿应慎用。第三代头孢菌素对大肠埃希菌、沙门菌等敏感,适用于耐氟喹诺酮类的肠道细菌感染。大环内酯类如红霉素、阿奇霉素,仅适用于空肠弯曲菌所致急性肠炎。另外,半合成广谱类青霉素如哌拉西林对大肠埃希菌属、变形杆菌属均产生较高活性。

(二)中医治疗

1.治疗原则

《素问·阴阳应象大论》指出"湿胜则濡泄",因此健脾化湿为其总的治疗原则。同时也要审证求因,辨证论治。一般起病急、病程短者多以湿盛为主,多见于寒湿内盛、湿热内蕴,治疗首重化湿,治以散寒化湿、清热利湿;夹有表邪者,佐以解表;夹有暑邪者,佐以清暑;夹有伤食者,佐以消导。久泻以脾虚为主,当以健脾;肝郁脾虚者,应抑肝扶脾;肾阳虚衰者,应温肾健脾。久泻者不可分利太过,以防伤其阴液。

2.辨证论治

(1)寒湿内盛证。

治法:芳香化湿,解表散寒。

主方:藿香正气散(《太平惠民和剂局方》)加减。

药物:藿香、半夏曲、陈皮、白茯苓、白术、大腹皮、厚朴、白芷、紫苏、桔梗、炙甘草、生姜、大枣。

加减:兼见表证、寒热身痛显著者,可加荆芥、防风;湿邪偏重者,可酌加苍术、佩兰等;寒邪重者,加合用纯阳正气丸。

中成药选用:藿香正气水,口服,每次5~10 mL,每天2次。

（2）湿热内蕴证。

治法：清热利湿，升清降浊。

主方：葛根芩连汤（《伤寒论》）加减。

药物：葛根、黄芩、黄连、甘草、车前草、苦参。

加减：大便欠爽、腹胀满痛者，加木香、大腹皮、枳壳；热邪偏重者，加蒲公英、连翘。

中成药选用：葛根芩连片，口服，每次 3～4 片，每天 3 次。胃肠宁冲剂，口服，每次 8 g，每天 3 次，小儿酌减。枫蓼肠胃康颗粒，口服，每次 1 袋，每天 3 次。

（3）食滞肠胃证。

治法：消食导滞，通因通用。

主方：保和丸（《丹溪心法》）合枳实导滞丸（《内外伤辨惑论》）加减。

药物：山楂、焦六曲、半夏、白茯苓、陈皮、连翘、莱菔子、枳实、大黄、黄芩、黄连、泽泻、白术。

加减：兼见脾虚者，可加白术、白扁豆。

中成药选用：保和丸，口服，每次 8 丸，每天 3 次。健胃消食片（口服液），口服，每次 2.4 g 或1 支，每天 3 次。

（4）肝气乘脾证。

治法：益肝宁神，健脾扶土。

主方：痛泻要方（《丹溪心法》）合四逆散（《伤寒论》）加减。

药物：陈皮、炒白术、炒白芍、防风、炒柴胡、炒枳实、党参、茯苓、炙甘草、茯神、远志。

加减：腹痛明显者，加延胡索、路路通；胸胁胀闷、嗳气者，加柴胡、旋覆花。

中成药选用：逍遥丸，口服，每次 8 丸，每天 3 次。柴胡舒肝丸，口服，每次 9 g，每天 3 次。

（5）脾胃虚弱证。

治法：健脾渗湿，益气止泻。

主方：参苓白术散（《太平惠民和剂局方》）加减。

药物：党参、白茯苓、炒白术、山药、炒米仁、西砂仁（后下）、陈皮、桔梗、白扁豆、莲子、炙甘草。

加减：腹痛位于少腹脐周为主，加小茴香、乌药；久泻不止、泻下无度者，加诃子、肉豆蔻等；脾阳虚衰者，合用附子理中丸；久泻致中气下陷脱肛者，加补中益气汤。

中成药选用:参苓白术丸,口服,每次 6 g,每天 3 次。补脾益肠丸,口服,每次 6 g,每天 3 次,儿童酌减,重症加量或遵医嘱。补中益气丸,口服,每次 6 g,每天 2~3 次。

(6)肾阳虚衰证。

治法:温补脾肾,固涩止泻。

主方:四神丸(《内科摘要》)加减。

药物:补骨脂、吴茱萸、五味子、肉豆蔻。

加减:兼见脾虚者,可合用四君子汤;阴寒内盛、命名火衰者,合用附子理中丸。

中成药选用:四神丸,口服,每次 3 g,每天 3 次。附子理中丸,口服,每次 3 g,每天 3 次。

3.其他疗法

(1)单方验方。

丁果散:丁香 20 个(约 2 g)、草果 1 枚(4 g)、白面 250 g、红糖或白糖 200 g,将丁香、草果炒黑并研细末,再炒白面粉至焦黄,把红糖或白糖加入,趁热在锅内将药末、面粉、糖搅拌均匀,糖遇热微溶后与药末、面粉相粘形成颗粒状,装瓶备用。成人每次 2~3 匙,小儿 1~2 匙,每天 3~4 次,调水糊服或干吃(《中国中医秘方大全》)。

水泻速效茶方:粳米、绿茶、干姜、食盐,取 14 g 用开水 200 mL 冲闷,待温后取上清液服,也可连药渣一起下,小儿剂量减半,每天 3 次(《中国中医秘方大全》)。

扁豆,研末和醋服,止泻;鲜扁豆叶捣碎,加入少量醋浸泡,取其汁服用,治疗腹痛(《食疗本草》)。

(2)针灸治疗。

针灸治疗:主穴为神阙、大肠俞、天枢、上巨虚、三阴交。寒湿内盛加脾俞、阴陵泉;湿热内蕴加合谷、下巨虚;食滞肠胃加中脘、建里;肝气乘脾加太冲、期门;脾胃虚弱加脾俞、足三里;脾气下陷加百会;肾阳虚衰加肾俞、关元、命门。

耳针:取大肠、小肠、脾、胃、腹、神门。每次 3~5 穴,毫针浅刺;或用王不留行贴压。

穴位注射:取天枢、上巨虚,用小檗碱注射液或维生素 B_1、维生素 B_{12} 注射液,每穴注射 0.5~1 mL。

脐疗:取五倍子适量,研末,用食醋调成膏状敷脐,以伤湿止痛膏固定,2~

3天一换。适用于久泻。

(3)推拿:患者仰卧位,先用一指禅推法由中脘至天枢、气海、关元往返5~6遍,然后摩腹。患者俯卧位,用擦法施于脊柱两侧,重点在脾俞、胃俞、肾俞、大肠俞,并按揉上述穴位及长强。

4.临证要诀

(1)化湿为主,辨明健运:"湿"为泄泻的主要病理因素,临床治疗泄泻应注意"健脾"与"运脾"的灵活运用。脾虚失健则运化失常,湿邪内生,故当健脾以化湿;脾为湿困,则当以运脾盛湿为主,运脾者,燥湿之谓,即芳香化湿、燥能胜湿之意,药如藿香、佩兰、白豆蔻、苍术等。

(2)暴用分利,久宜升提:暴泻多外邪夹湿,治疗上应重用化湿,佐以分利之法,利小便而实大便。寒湿者宜温化寒湿,湿热者应清利湿热。久泻者多见脾虚,应首重健脾,久泻而见脾气下陷者,应健脾升清。

(3)注重邪滞,慎用收涩:暴泻以邪盛为主,因此不可骤用补涩,以免闭门留寇。积滞内停者,可通因通用,攻下积滞,使邪去正安。久泻而兼见虚实夹杂,不宜过早使用收涩药,以免邪气留恋,而应通补兼施。对于久泻滑脱,元气大亏者,应以固涩为要,以免滑脱不禁,延误病情。

(三)中西医结合治疗的选择与应用

急性肠炎为常见病、多发病,轻症者一般不需治疗。对于严重的细菌感染所引起的,抗生素的作用优于中草药,此类患者可首选西药治疗。随着抗生素的广泛应用,细菌的耐药性越来越严重,因此在临床治疗中应注意细菌的耐药性;并且大多抗生素都有不良反应,如磺胺类的肾毒性,某些抗生素的变态反应以及免疫干扰作用等。急性腹泻导致脱水或水、电解质紊乱甚至休克者,应及时采用相应西医抢救措施,以免延误病情,危及生命。

然而,对于平素脾胃虚弱,易因外感、饮食不当而引起此病者,可充分利用中医学整体调节的优势,补益脾胃,减少复发。感染不严重的患者,亦可考虑中药治疗。

因此在治疗急性肠炎的过程中,应该根据病情,发挥中西医的各自优势,进行优势互补。感染情况不严重,而临床表现症状较重者,可考虑中西医结合治疗。

五、饮食调护

急性肠炎主要因饮食不当所引起,发病期要注意合理安排饮食,以防加重病情;治疗好转后,应养成良好的饮食及生活习惯,避免复发。

(一)合理饮食

饮食宜清淡,以柔软、易消化、富含营养、有足够热量、低脂及少纤维为原则。供给充足的营养,限制机械性刺激,保护肠道功能。同时应避免食用刺激性和纤维多的食物,忌食生蔬菜、水果及带刺激的调味品,尽量限制食物纤维。排气、肠鸣过强时,应少吃蔗糖及易产气发酵的食物,如土豆、黄豆、牛奶、萝卜等。

(二)预防肠道感染和食物中毒

患者须保持环境清洁,注意个人卫生及饮食卫生,不食不新鲜的食物,不饮不洁冷水,防止肠道感染及食物中毒。

(三)增强体质

合理作息,避免过度劳累导致体质虚弱,可适当体育锻炼,增强体质,增强抗病能力,减少复发。

六、转归与随访

急性肠炎若能得到及时治疗,预后好。若不能及时治疗,大量急性腹泻可导致脱水或水、电解质紊乱甚至休克等,严重者可危及生命;感染较重者可伴全身中毒症状;急性肠炎未能得到正确治疗者,可迁延不愈,发为慢性肠炎。

因此,及时、正确的治疗是治疗急性肠炎的关键。

第二节　细菌性痢疾

一、概述

细菌性痢疾是由痢疾志贺菌引起的肠道传染病,好发于夏秋季。临床主要表现为发热、腹痛、腹泻、里急后重和黏液脓血便,严重者可发生感染性休克和/或中毒性脑病。本病急性期一般数天即愈,少数患者病情迁延不愈,发展成为慢性细菌性痢疾,可以反复发作。

细菌性痢疾在世界各地都有流行,是全球所面临的公共卫生问题之一,特别是在发展中国家显得尤为突出。全球每年估计有 1.65 亿人次感染志贺菌,造成死亡的约 110 万,发病率和死亡率居感染性腹泻之首。发达国家年发病率为

(1.8～6.5)/10 万。在环境和卫生条件相对落后的发展中国家,细菌性痢疾的年发病率约为 900/10 万,发病占全球发病数的 99%,几乎所有的病死病例都出现在发展中国家。我国近几十年细菌性痢疾监测数据显示,总体看有逐年下降的趋势,但其发病率仍居法定报告传染病的前四位,在某些地区甚至是首位。据有关统计数据显示,1990－2009 年我国细菌性痢疾的报告发病率从 127.44/10 万下降到 20.45/10 万。但发病率仍显著高于发达国家。随着社会卫生经济条件的改善,虽然发患者数大大减少,但我国每年细菌性痢疾发病仍有 27 万人次之多。细菌性痢疾在临床就诊的腹泻患者中所占比例为 5%～15%,因腹泻造成死亡的病例中约 75% 是志贺菌感染引起的。因疾病引起的早死或失能而造成的劳动力丧失排名中,细菌性痢疾位居前列。由此可以看出细菌性痢疾还是对人们的健康造成了很大的威胁,给社会带来了很大的负担。

细菌性痢疾能够得到有效控制,死亡率显著下降,在很大意义上依赖于不同时期不同抗菌药物的发明和临床应用。20 世纪初磺胺类药物是志贺菌主要的治疗药物,但随着抗生素的广泛应用和滥用,产生了严重耐药现象,且常呈现多重药。80 年代初喹诺酮类药物开始用于细菌性痢疾的临床治疗,药物敏感率在95% 以上,对氨苄西林等多重耐药的志贺菌表现出强大的杀菌活力,因其高效、低毒等特点而广泛应用,从 80 年代后期逐渐出现了对喹诺酮类药物耐药的菌株,该耐药率越来越高,影响了临床治疗效果。第二、三代头孢菌素类抗生素是近几年治疗儿童细菌性痢疾的主要药物,有研究显示儿童用头孢菌素类耐药率也在上升。由于头孢菌素类药物比较昂贵等原因,加上目前尚无全世界公认的理想疫苗可以保护易感人群,因此根据药敏结果合理使用现有抗菌药物、降低志贺菌产生耐药性的速度以及研制新的抗菌药物是防治细菌性痢疾的一个重要环节。

细菌性痢疾主要是由志贺菌引起的,志贺菌属(*Shigella*)细菌是细菌性痢疾的病原菌。目前根据生化特性和血清学可分为 4 群 50 个血清型(包括亚型):痢疾志贺菌(*S.dysenteriae*)(A 群),福氏志贺菌(*S.flexneri*)(B 群),鲍氏志贺菌(*S.boydii*)(C 群)和宋内志贺菌(*S.sonnei*)(D 群)。其中痢疾志贺菌包含16 个血清型,福氏志贺菌包含 6 个血清型(15 种亚型),鲍氏志贺菌包含 18 个血清型,宋内志贺菌仅有一个血清型。志贺菌的 4 个群均可引起细菌性痢疾,其中痢疾志贺菌 1 型能产生外毒素(Shiga toxin),其所致疾病相对严重,而宋内志贺菌感染可出现无症状携带者。

志贺菌各菌群和菌型的分布与变迁随着国家、地区和年代的不同而异,给细菌性痢疾的防治带来很大困难。20世纪40年代以前，主要的流行菌群是痢疾志贺菌；50年代以后，福氏志贺菌在发展中国家占优势；从60年代起，在许多工业发达国家中造成细菌性痢疾的主要是宋内志贺菌。目前许多发达国家的病原菌中，宋内志贺菌占75％以上。而我国不同地区优势菌也不尽相同，多数地区一直是福氏志贺菌为主要流行菌群，又以2a亚型最常见，有些地方宋内志贺菌有上升趋势。

细菌性痢疾是西医学的概念，在中医学古代医籍中没有明确对应的病名，但根据其腹泻、黏液脓血便、腹痛的临床表现，文献中关于"肠澼""滞下""痢疾""便血""泄泻""肠风""脏毒"等病证的论述为我们提供了可借鉴的辨治经验。

痢疾，古代有称之为"肠澼""滞下"等，含有肠腑"闭滞不利"的意思。本病为最常见的肠道传染病之一，一年四季均可发病，但以夏秋季节为最多，无论男女老幼，对本病"多相染易"，在儿童和老年患者中，常因急骤发病，高热惊厥，厥脱昏迷而导致死亡，故而必须采取有效措施，积极防治。有地区观察到痢疾的流行与苍蝇消长期相一致，因此灭蝇对控制本病的传播有积极的意义。中医药对各类型痢疾有良好的疗效，尤其是久痢，在辨证的基础上，采用内服中药或灌肠疗法，更能收到显著的效果。

《黄帝内经》称本病为"肠澼"，对其病因、症状、预后等方面有原则性的论述，指出感受外邪和饮食不节两个致病的重要环节，并从症状、脉象表现判断痢疾的预后。如《素问·太阴阳明论》说："食饮不节，起居不时者，阴受之……阴受之则入五脏……入五脏则（月＋真）满闭塞，下为飧泄，久为肠澼。"《伤寒论》《金匮要略》书中，对痢疾进行了初步的分类，如赤白痢、赤痢、血痢、脓血痢、冷痢、热痢、休息痢等。《备急千金要方》称本病为"滞下"。宋代《严氏济生方》正式启用"痢疾"之病名，即"今之所谓痢疾者，古所谓滞下是也"，一直沿用至今。《丹溪心法》进一步阐明痢疾的流行性、传染性，"时疫作痢，一方一家，上下相染相似"，并论述痢疾的病因以"湿热为本"，提出通因通用的治痢原则。

二、病因、病机

（一）致病因素

痢疾发于夏秋之交，这个季节暑、湿、热三气交蒸，互结而侵袭人体，加之饮食不节与饮食不洁，邪从口入，滞于脾胃，积于肠腑。饮食、湿热积滞其中，与气血胶结，传导失常，脂络受伤，遂成痢疾。痢疾病位在肠腑，肠司传导之职，传送糟粕，又主津液的进一步吸收。邪客大肠，传导功能失司，通降不利，气血凝滞腐败,因而痢下赤白脓血。脾胃主受纳、运化之职,升清降浊。饮食不节,脾胃受损,运化失职,饮食积滞阻之于肠腑。《医碥·痢》说:"不论何脏腑之湿热,皆得入肠胃,以胃为中土,主容受而传之肠也。"由此可知,脾胃损伤,可直接影响于肠,所以痢疾病变与脾胃有密切的关系。

(二)病机特点

痢疾的病机主要是邪滞于肠,气血壅滞,肠道传化失司,脂膜血络受伤,腐败化为脓血而成痢。由于时邪疫毒或饮食不节而积滞于大肠,以致气血壅滞,与病邪相搏结,肠腑气机阻滞,通降不利,因而产生腹痛、大便失常之症。热郁湿蒸,气血凝滞,腐败肠间,以致肠腑脂膜血络受损,化为赤白脓血下痢,所谓"盖伤其脏腑之脂膏,动其肠胃之脉络,故或寒或热,皆有脓血"。肠腑传导失司,由于气机阻滞而不利、肠中有滞而不通,不通则痛,腹痛而欲大便则里急,大便次数增加,便又不爽则后重,这些都是由于通降不利、大肠传导功能失调之故。

由于人体的体质有阴阳盛衰的不同,痢疾病机的转化又有不同。素体阳虚者,湿从寒化,寒湿内蕴,再加之饮食不洁,邪气食积于肠中,遂为寒湿之痢。素体阳盛者,湿热内蕴,食用不洁之物,从热而化,乃成湿热之痢。不过,"痢因暑热者多,寒者少";"种种痢疾,总由湿热入胃(肠),此一句便可悟病形矣",所以临床上以湿热痢为多见,实证为主。

再者痢疾因治疗不及时,或素体中焦虚弱,正虚邪恋,或治疗不当,苦寒太过,收涩过早,或患者兼其他病如胃痛、胁痛等,以致迁延日久不愈,或时愈时发,反复不休,转为慢性;或正虚邪留,虚实并见,寒热错杂;或正气疲惫,由脾及肾,使病情复杂而缠绵。

三、诊断与鉴别诊断

(一)西医诊断

1.疾病诊断

(1)流行病学史:患者有不洁饮食和/或与细菌性痢疾患者接触史。

(2)临床表现:起病急骤,畏寒、寒战伴高热,继以腹痛、腹泻和里急后重,每天排便10~20次,但量不多,呈脓血便,并有中度全身中毒症状。重症患者伴有惊厥、头痛、全身肌肉酸痛,也可引起脱水和电解质紊乱,可有左下腹压痛伴肠鸣音亢进。

(3)临床分型。

急性普通型(典型):起病急,畏寒、发热,可伴乏力、头痛、纳差等毒血症症状,腹泻,腹痛,里急后重,脓血便或黏液便,左下腹部压痛。

急性轻型(非典型):症状轻,可仅有腹泻、稀便。

急性中毒型:感染性休克表现,如面色苍白,皮肤花斑、四肢厥冷、发绀、脉细速、血压下降等,可伴有急性呼吸窘迫综合征(acute respiratory distress syndrome,ARDS)。常伴有腹痛、腹泻。

2.鉴别诊断

(1)急性细菌性痢疾应同其他病因所致的急性腹泻相鉴别。

阿米巴痢疾(又称肠阿米巴病):起病一般缓慢,少有毒血症症状,里急后重感较轻,大便次数亦较少,腹痛多在右侧,典型者粪便呈果酱样,有腐臭。镜检仅见少许白细胞、红细胞凝集成团,常有夏科-雷登结晶体,可找到阿米巴滋养体。乙状结肠镜检查,见黏膜大多正常,有散在溃疡。本病易并发肝脓肿。

沙门菌肠炎:鼠伤寒沙门菌、肠炎杆菌等常为其病原,其胃肠型主要临床症状同急性非典型细菌性痢疾相似,但粪便多样化,一般抗菌药物疗效差,粪便培养可分离出沙门菌,或从该病的败血症型患者血中培养出致病菌。

副溶血性弧菌肠炎:此种肠炎由副溶血性弧菌(嗜盐杆菌)引起。为细菌性食物中毒中常见的一种类型。其临床特征:有进食海产品或腌渍食品史;同餐者同时或先后迅速发病;主要症状为阵发性腹部绞痛、恶心、呕吐,多无里急后重;粪便呈黏液血性、血水或洗肉水样,有特殊臭味;取患者吐泻物或可疑食物进行细菌培养有确诊价值。

霍乱与副霍乱病:前一周来自疫区,或者与本病患者及其污染物有接触史。突然起病,先泻后吐,常无恶心腹痛等症状,粪呈米泔样或黄水样。重症病例可致外周循环衰竭。粪便或呕吐物中检出霍乱弧菌或爱尔托弧菌。

空肠弯曲菌肠炎:该病于发达国家发病率高,甚至超过细菌性痢疾,主要临床表现与细菌性痢疾类似,尚伴咽痛、肌痛、关节痛、背痛等症状。粪便在微需氧或厌氧环境中培养可检出该菌,或者双份血清特异性抗体效价增长4倍以上,有诊断价值。

病毒性肠炎:多由轮状病毒、Norwalk病毒致急性肠道感染,有其自限性,消化道症状轻,粪便镜检无特殊,电镜或免疫学方法查及病毒或病毒颗粒可确诊,双份血清特异性抗体效价4倍以上增长有诊断意义。

此外,急性细菌性痢疾应同肠套叠、耶尔森菌病、产肠毒性大肠埃希菌肠炎、类志贺毗邻单胞菌腹泻、亲水单胞菌腹泻等疾病相鉴别。

(2)中毒性细菌性痢疾应与下列病症相鉴别。

高热惊厥:此症多见婴幼儿,既往多有高热惊厥且反复发作史,常可寻找出引起高热惊厥的病因及诱发因素。一经退热处理后惊厥即随之消退。

中毒性肺炎:此种肺炎病前多有受凉史,多伴感染性休克肺炎症状与体征,出现较早,胸部 X 线片提示肺部感染证据。无典型肠道感染的临床表现。粪便(包括肛试)检查无特殊发现。

流行性乙型脑炎(简称乙脑):夏秋季节发生的中毒性细菌性痢疾需同乙脑相鉴别。乙脑的中枢神经系统症状出现有个过程,其极重型亦需 2~3 天,较中毒性细菌性痢疾为晚。粪便(包括肛试与灌肠)镜检无异常;细菌培养阴性。脑脊液检查呈病毒性脑膜炎改变;乙脑病毒特异性抗体 IgM 阳性有诊断价值。

脑型疟疾:需与脑型毒痢相鉴别。来自疫区,结合发病季节,以间歇性突发性发冷、发热、出汗后退热的临床特征,血片或骨髓片中找到疟原虫叩确诊。

脱水性休克:主要因频繁吐泻史所致低血容量性休克。先有脱水,后发生休克,脱水一旦被纠正,休克即随之纠正。

重度中暑:有高温接触史。肛温超高热,皮肤灼热无汗,可伴抽搐、昏迷等神经系统症状,但无定位体征。将患者移至阴凉通风处,病情可迅速缓解。外周血常规、粪便与脑脊液检查无异常。

(3)慢性细菌性痢疾应同下列疾病相鉴别。

慢性阿米巴痢疾:其鉴别要点与急性期大致相同。

慢性非特异性溃疡性结肠炎:此病患者一般状况较差,症状迁延不愈,抗生素治疗无效。粪便培养多次均无致病菌。肠黏膜出血点、质脆,接触易出血。钡灌肠或全消化道钡透检查,肠黏膜皱纹消失,晚期结肠袋消失,结肠变短,管腔狭窄为其特征。

肠结核:多继发于肺结核,痰抗酸染色或 24 小时痰浓集法可查见结核杆菌,肠道病变多在回盲部,故右下腹压痛或扪及肿块,钡剂灌肠 X 线检查有助于诊断。

直肠癌、结肠癌:多见于中老年人,并发局部感染时酷似细菌性痢疾,需依据肛门直肠指诊、肠镜及肠黏膜活检等手段确诊。

肠道菌群失调:由于滥用抗药物或者广谱抗药物使用时间较长,易引起菌群失调。主要为肠道杆菌减少或消失,代之金黄色葡萄球菌、真菌(主要为白色念珠菌)及某些革兰阴性菌或厌氧菌感染,表现为腹泻不愈,大便性状可因病原不同而异,以乳幼儿、年老体弱者多见。

(二)中医诊断

1.病名诊断

以黏液脓血便、腹痛、里急后重为主要表现者,可称为"下痢";以大便带血为主者,可称之"便血";以排便次数增多,粪质稀薄,或夹黏液为主者,可称为"泄泻"。

2.辨证要点

(1)辨实痢、虚痢:痢疾者,最当察虚实,辨寒热。一般来说,初痢及年轻体壮患痢者多实;久痢及年高体弱患痢者多虚。腹痛胀满,痛而拒按,痛时窘迫欲便,便后里急后重暂时减,轻者为实;腹痛绵绵,痛而喜按,便后里急后重不减,坠胀甚者为虚。

(2)识寒痢、热痢:大便排出脓血,色鲜红,赤白甚于紫黑,浓厚黏稠腥臭,腹痛,里急后重感明显,口渴喜冷饮,或口臭小便黄或短赤,舌红苔黄腻,脉滑数者属热;大便排出赤白,色晦暗,清淡无臭,腹痛喜按,里急后重不明显,面白肢冷形寒,舌淡苔白,脉沉细者属寒。

3.证候诊断

(1)寒湿痢。

主症:腹部隐痛而后坠,痢下色白,或白多赤少。

次证:初起恶寒发热,身痛头疼,不渴,胸闷,不思谷食,小便清,或微黄。

舌脉:舌淡红,苔薄白或白腻,脉缓。

(2)湿热痢。

主症:便下黏液脓血,腹泻,腹痛。

次证:肛门灼热、重滞,里急后重,身热,口干口苦,小便短赤。

舌脉:舌红,苔黄腻,脉濡数或滑数。

(3)湿热毒痢。

主症:腹痛,解黏液脓血便,甚则纯下鲜血,一天十数行,日夜不息。

次证:肛门重滞,里急后重,壮热口渴,甚则神昏惊厥,头痛,烦躁,小便短赤。

舌脉:舌绛红,苔黄燥,脉滑数。

(4)休息痢。

主症:痢下赤白相间,时发时止,缠绵不愈。

次证:腹胀,口干,纳少,里急后重。

舌脉:舌淡,苔白腻或黄腻,脉濡软或细数。

（5）阴虚痢。

主症：里急欲便，坐久而仍不得便，痢下赤白稠浊，或见便血。

次证：口干，烦渴不宁，发热夜甚。

舌脉：舌红，少苔，脉细数。

（6）久痢。

主症：大便频频，痢下清稀，赤白相间，甚则滑脱不禁。

次证：下痢日久，长年不愈，少气懒言，疲倦乏力，纳呆。

舌脉：舌淡，苔薄白，脉细弱。

上述证候确定：主症必备，加次症 2 项以上即可诊断。

四、治疗

（一）西医治疗

1.治疗原则

本病的预防以切断传播途径为主，同时注意传染源的管理与易感人群的保护。

（1）预防如下。

建立监测系统：各地可根据当地的流行状况，建立肠道病监测点，每年收集流行季节或全年患者菌株，了解当地病原菌型分布、药敏谱，逐年分析菌型变化与疾病流行的关系，制订详细的预防控制方案。

控制疾病的暴发流行如下。

重大疫情的报告：以县为单位在 5 天内发生痢疾 100 例，可视为重大疫情上报和处理。

上报的方法：所在单位及个人和收治患者的卫生单位必须以最快的速度向县（区）疾病预防控制中心报告，接到报告的疾病预防控制中心应以最快的通讯方式报告上级疾病预防控制中心和当地卫生行政部门，当地卫生行政部门应立即报告当地政府。地、市卫建委接到重大疫情报告后，应于 6 小时内报告省卫建委，省卫建委接到疫情立即通知省级疾病预防控制中心协助处理疫情。

细菌性痢疾暴发现场的处理：省疾病预防控制中心专业人员接到疫情须立即到达现场，并同时与当地卫生人员取得联系和配合，对已经发生的疫情快速做出反应。具体办法可召开专业会议让当地知情人通报首发病例情况和目前传染病流行的状况，然后提出一些可能的假设，再提出一些调查方法去验证这些假设。随后，由省级专业人员带领当地医务人员和有关人员，实施方案，直到发现传播的原因,控制疫情。力争在最短的时间内控制疾病的蔓延。

总结疫情暴发与处理情况,写出相应文件呈报上级主管部门并自己留档。

(2)控制措施如下。

传染源管理:早期发现患者,及时隔离治疗。对疫源地进行流行病学调查,查明传染源和传播途径,对密切接触者行医学观察1周。患者和带菌者隔离治疗。

切断传播途途径:注意饮食卫生,防止病从口入。建立良好的供水系统,饮用水按量加入消毒剂,切实保证水源卫生。农村水井远离厕所、粪坑、污物、垃圾。水的消毒:污染的水源可投入有效氯,有效氯的投加量一般不少于12 mg/L(污染严重的水源应增加投入量),以保证水中有一定的剩余氯。下列消毒剂任选一种:①饮水消毒片:按说明书使用;②漂白粉:48 mg/L;③漂白粉精:24 mg/L。加入消毒剂后进行充分的混合,并保证消毒时间不少于30分钟。粪便管理:粪便,垃圾,污水要进行无害化处理。急性期细菌性痢疾病者的粪便应用漂白粉,生石灰搅拌处理后,再倒入厕所。搞好环境卫生、个人卫生,消灭苍蝇。搞好水源、饮食、粪便的管理是防止病从口入的重要环节。保护易感人群开展群众性的体育锻炼,增强人群机体抗病能力。高危人群可服痢疾菌苗。

2.治疗方法

(1)急性细菌性痢疾的治疗。

一般治疗:卧床休息、消化道隔离。给予易消化、高热量、高维生素饮食。对于高热、腹痛、失水者给予退热、止痉、口服含盐米汤或给予口服补液盐,呕吐者需静脉补液,每天1 500～3 000 mL。小儿按150～200 mL/(kg·d),以5%葡萄糖盐水为主。中毒症状严重时可用氢化可的松100 mg加入液体中静脉滴注,或口服泼尼松10～20 mg,以减轻中毒症状。

病原治疗:由于耐药菌株增加,最好应用2种及2种以上抗菌药物,可酌情选用下列各种药物。

喹诺酮类:抗菌谱广,口服吸收好,不良反应小,少有耐药产生,此外组织渗透性强,可作为首选药物。首选环丙沙星,也可应用左氧氟沙星、加替沙星等。

其他:头孢曲松可应用于任何年龄组,同时对多重耐药株有效。利福平对痢疾杆菌也有一定杀灭作用。阿奇霉素也可应用于成人治疗。

(2)中毒性细菌性痢疾的治疗。

抗感染:选择敏感抗菌药物,联合用药,静脉给药,待病情好转后改口服。具体抗菌药物同上。

控制高热与惊厥:退热用物理降温,1%温盐水 1 000 mL 流动灌肠,或酌加退热剂。

躁动不安或反复惊厥者,采用冬眠疗法,氯丙嗪和异丙嗪 1~2 mg/kg,肌内注射,2~4 小时可重复 1 次,共 2~3 次。必要时加苯巴比妥钠盐,5 mg/kg 肌内注射。或水合氯醛,每次 40~60 mg/kg 灌肠,或地西泮每次 0.3 mg/kg 肌内注射或缓慢静推。

循环衰竭的治疗:基本同感染性休克的治疗。主要有:①扩充有效血容量;②纠正酸中毒;③强心治疗;④解除血管痉挛;⑤维持酸碱平衡;⑥应用糖皮质激素。

防治脑水肿与呼吸衰竭:东莨菪碱或山莨菪碱的应用,既改善微循环,又有镇静作用。

脱水剂:20%甘露醇或 25%山梨醇每次 1.0 mg/kg,4~6 小时 1 次,可与50%葡萄糖交替使用。

地塞米松:每次 0.5~1.0 mg/kg 静脉滴注,必要时 4~6 小时重复 1 次。

吸氧,1~2L/min,慎用呼吸中枢兴奋剂,必要时气管内插管与气管切开,用人工呼吸器。

(3)慢性细菌性痢疾的治疗:寻找诱因,对症处理。避免过度劳累,勿使腹部受凉,勿食生冷饮食。体质虚弱者应及时使用免疫增强剂。当出现肠道菌群失衡时,切忌滥用抗菌药物,立即停止耐药抗菌药物使用。改用复合乳酸菌,以调整肠道菌群失调。加用 B 族维生素、维生素 C、叶酸等,或者口服左旋咪唑,或肌内注射转移因子等免疫调节剂,以加强疗效。

对于肠道黏膜病变经久未愈者,同时采用保留灌肠疗法,可用 1∶5 000 呋喃西林溶液 150 mL,或加氢化可的松 100 mg,或 5%~10%大蒜溶液 150 mL 加泼尼松 20 mg 及 0.25%普鲁卡因溶液 10 mL,保留灌肠,每晚 1 次,10~14 天为1 个疗程。

3.注意事项

(1)注意中毒性细菌性痢疾的防治:中毒性细菌性痢疾的全身中毒症状与肠道病变程度不一致,虽有毒血症症状,但肠道炎症反应极轻。除痢疾杆菌内毒素作用外,可能与某些儿童具特异体质,对细菌毒素呈现强烈反应,引致微血管痉挛、缺血和缺氧,导致 DIC、重要脏器功能衰竭、脑水肿和脑疝。

(2)保护易感者:口服痢疾活菌苗,如 F2a 型"依链株"(为在含链霉素培养基上反复传代的无毒菌株)活菌苗,它不能在肠黏膜层繁殖而不致病,但能刺激肠黏膜产生局部保护性抗体——分泌型 IgA,免疫力可维持 6～12 个月。

(3)加强传染源管理:早期发现患者,及时隔离治疗。对疫源地进行流行病学调查,查明传染源和传播途径,对密切接触者行医学观察 1 周。

(4)切断传播途径:对于细菌性痢疾等消化道传染病来说,切断传播途径是最重要的环节。认真贯彻执行"三管一灭"(即管好水源、食物和粪便、消灭苍蝇),注意个人卫生,养成饭前便后洗手的良好卫生习惯。严格贯彻、执行各种卫生制度。

(二)中医治疗

1.治疗原则

痢疾的治疗,应根据其病证的寒热虚实,而确定治疗原则。总的来说,热痢清之、寒痢温之、初痢实则通之、久痢虚则补之、寒热交错者清温并用,虚实夹杂者通涩兼施。痢疾初起之时,以实证、湿热证较为多见,肠中有邪,与气血相搏结,而产生脓血便,因此,清除肠中之湿热疫毒、饮食积滞,颇为重要,清肠、清热、解毒、化湿、燥湿就成为实证初痢的常用之法。即使是久痢,若见虚实夹杂、寒热并见者,亦需要兼以清化。其次是调气和血。痢疾者,气血凝滞于肠间,脂膜血络损伤,大肠通降不利,气机阻滞,出现里急后重、痢下赤白脓血。刘河间指出"调气则后重自除,行血则便脓自愈",这已成为治疗痢疾的常用法则之一。调气,是调理大肠之气滞,鼓舞脾胃之气机;和血,是行血和血凉血,以消血液之凝滞,修复血络之损伤。再者是温中理脾。

虚证久痢,中焦气虚,脾胃亏损,阳气不振,滑脱不禁,故而应用温养之法,兼以收涩固摄,温补中焦,健运脾胃,固摄肠腑。"人以胃气为本,而治痢尤要",说明顾护胃气,应贯穿于治痢过程之始终。由于治疗实证初痢、湿热痢、疫毒痢的方药之中,苦寒之品较多,长时间大剂量使用,有损伤胃气之弊,因此,应该注意药物的调配。

此外,古今学者提出有关治疗痢疾之禁忌,如忌过早补涩,忌峻下攻伐,忌分利小便等,均可供临床用药之时结合具体病情参考借鉴。对迁延不愈之久痢,因病情复杂,正气已虚,而余邪积滞又未尽,若单纯温补,则滞积不去,贸然予以通导,又恐伤正气,此时治宜兼顾两全,于温补之中,佐以清肠导下祛积,扶正祛邪,权衡运用。

2.辨证论治

(1)寒湿痢。

治法:温里化湿。

主方:藿香正气散。

药物:藿香叶、紫苏、白芷、大腹皮、茯苓、白术、陈皮、法半夏、厚朴、桔梗、甘草、生姜。

加减:若为过食生冷所致,加丁香、肉桂;若血色鲜红,加黑豆以祛湿;若脾虚纳呆,加白术、神曲以健脾祛湿。

中成药选用:藿香正气口服液或藿香正气水每次 1 支,藿香正气软胶囊每次 2 粒,藿香正气片每次 4 片,均每天 3 次。

(2)湿热痢。

治法:清热燥湿。

主方:芍药汤。

药物:白芍、大黄、黄芩、黄连、当归、肉桂、槟榔、甘草、木香。

加减:若为壮实初病,里急后重明显,大黄加量,并加芒硝以攻卜枳滞;若觉腹胀,加枳实以行气;若便血明显,加黄柏以清热燥湿。

中成药选用:加味香连丸口服,每次 6 g,每天 2 次;克痢痧胶囊,口服,每次 2 粒,每天 3~4 次。

(3)湿热毒痢。

治法:清热解毒。

主方:犀角散。

药物:犀角屑(以水牛角代)、木香、黄芩、地榆、黄连、当归。

加减:若腹痛,大便滞涩,臭秽,加大黄、枳实、芒硝以攻下通腑;若神昏谵语,加紫雪丹一同服以清营凉血;若惊厥加羚羊角、钩藤以息风止痉。

中成药选用:久痢丸口服,每次 1 袋,每天 3 次。

(4)休息痢。

治法:温中清肠。

主方:香连丸合驻车丸。

药物:木香、黄连、吴茱萸、当归、阿胶、干姜。

加减:若里急后重明显,加槟榔、白头翁以行气、清热;若腹泻明显,加白术、白豆蔻以祛湿;若少气懒言、疲倦乏力,加党参、炙甘草、白术等以益气;若久痢兼见阳虚加肉桂、附子以温阳。

中成药选用:固本益肠丸口服,每次 4.5 g,每天 2 次。

(5)阴虚痢。

治法:滋阴养血。

主方：黄连阿胶汤。

药物：黄连、阿胶、黄芩、白芍、鸡子黄。

加减：若便血较多，加当归以养血；若口渴明显，加沙参、石斛以滋阴。

中成药选用：驻车丸口服，每次 6～9 g，一天 3 次。

(6)久痢。

治法：固涩止痢。

主方：桃花汤合真人养脏汤。

药物：赤石脂、干姜、木香、诃子、当归、肉豆蔻、罂粟壳、白术、白芍、人参、肉桂、炙甘草。

加减：若黏液脓血较多加地榆以清热祛湿；肠鸣、腹部寒冷加附子以温中散寒；脱肛坠下、肛门疼痛加川芎以行气调血。

中成药选用：泻痢固肠丸，口服，每次 1～2 丸，每天 2 次。

3.其他疗法

(1)单方验方。

石榴果皮 30 g、香椿鲜叶 100 g、荠菜 100 g，水煎取浓汁，加红糖适量，每天分多次饮服。

白头翁、秦皮各 30 g，败酱草、马齿苋、红藤、凤尾草各 15 g，赤芍 9 g，甘草 6 g，水煎服，治急性细菌性痢疾。

马齿苋 60 g，扁豆花、薏苡仁各 15 g，山楂 60 g，芡实 15 g，水煎服，治慢性细菌性痢疾。

(2)针刺法：针刺法为治疗痢疾的常用方法之一，里急后重常用复溜、小肠俞、地机、天枢、照海等穴，针刺手法以泻法为主；虚寒久泻常用关元、丹田、中极、天枢、三阴交等穴，针刺手法以补法为主；久痢不止常用中脘、脾俞、天枢、足三里、三阴交等穴，针刺手法以平补平泻为主。

(3)灸法：灸法为治疗痢疾的有效方法之一，行气调血宜灸丹田、复溜、小肠俞、天枢，以艾炷直接灸为主，各灸七壮；温里散寒宜灸关元、合谷、下腰、丹田等穴，以艾炷直接灸为主，各灸五十壮；回阳救逆宜灸百会、气海、天枢、神阙等穴，百会以艾条雀啄灸为主，气海、天枢以艾炷直接灸为主，神阙以隔姜灸为主。

(4)敷贴法：敷贴法较为简易可行，湿热气滞的患者宜蒜泥敷贴涌泉及田螺肉敷贴脐中以行气引火下行，一天一次。

(5)灌肠法：灌肠法为治疗痢疾的有效方法之一，宜用于病位在下者；以湿热为主可用千金苦参汤灌肠，主要由苦参、甘草、豆豉、葱白、蜀椒等组成，具有清热祛湿作用,每次 150 mL,保留灌肠,每天 1 次。

4.调护与预后

患者冬春季节要防风寒;夏天防暑热,而且还要防因暑热贪凉而感受寒邪;长夏防湿,秋天防燥,同时须注意调节饮食,忌一切油腻、生冷、水果、酒、鱼腥之物。

痢疾病者脉象应该微小、滑大,不宜浮洪及弦急;宜身温,不宜身热,又不宜身冷;能够进食的患者病情相对较轻,不能进食者较重,完全不能进食者预后不良;下痢纯血、痢下如尘腐色、便下脓血点滴如屋漏水、肛门开如竹筒、嘴唇如朱红等,均为痢疾的凶险证候,预后极差。

5.临证要诀

(1)宜补宜泄、宜止宜和:《普济方·泄痢门·总论》中论述:"脏腑泄痢,其症有多种,大抵从风湿热也……治法宜补宜泄,宜止宜和,和则芍药汤,止则诃子汤。有暴下无声,身冷自汗,小便清利,大便不禁,气难喘息,脉微呕吐,急以重药温之,浆水散是也。后重则宜下,腹痛则宜和,身重者除湿,脉洪者去风。脓血稠黏,以重药竭之,身冷自汗,以毒药温之,风邪内缩宜汗之,鹜溏为痢当内之,在表者发之,在里者下之,在上者涌之,在下者竭之。身表热者,内疏之。小便涩者,分利之。盛者和之,去者送之。"其指出痢疾宜补宜泄,宜止宜和,当辨证论治。

(2)寒热虚实,所当熟察:《景岳全书·杂证漠·痢疾》云:"凡治痢之法,其要在虚实寒热,得其要则万无一失,失其要则为害最多,辨论如前,所当熟察。前如《泄泻门》调治诸法,俱宜酌用。"

(3)治先通利,久当温补,兼顾胃气:治痢治先通利,久当温补,而尤宜以顾胃气为主,盖百病以胃气为本,而于痢为尤要,故能食者轻,不能食者重,绝不食者死。是痢之赖于胃气者,如此其重矣。

(4)先解其外,后调其内:在表者发之,次调其内。如《医门法律·痢疾门》云:"外感三气之热而成下痢,其必从外而出之,以故下痢必从汗,先解其外,后调其内。首用辛凉以解其表,次用苦寒以清其里,一二剂愈矣。"

(5)治宜禁忌,贵在变通:始痢宜下,久痢宜补。至如二阳合病皆下痢、太阳阳明合病自下痢者,宜发汗;太阳少阳合病自下痢者,宜和解;阳明少阳合病自下痢者,此宜攻里。泻痢不可混治:痢与泄泻,其病不同,其治亦异,泄泻多起寒湿,寒则宜温,湿则宜燥也;痢病多成湿热,热则宜清,湿则宜利也。治忌燥毒、忌固涩温补:大要以散风邪、行滞气、开胃脘为先,不可遽用固涩温补之品以补住寒邪、闭住肠胃,贵在病有虚实,治有先后变通,不可执一而治。

(三)中西医结合治疗的选择与应用

细菌性痢疾是一种常见的肠道传染病,以结肠黏膜化脓性溃疡性炎症为主要病变,以发热、腹泻、腹痛、里急后重、黏液脓血便等为主要表现。肠道病变主要分布于结肠,直肠、乙状结肠等部位最显著,但升结肠、回肠下端也不少见。细菌性痢疾的是由于侵袭因子和防御因子失去平衡,侵袭因子占主导地位时,才会引起发病。潜伏期为数小时至 7 天,多数 1~2 天。根据其临床表现,可分为 2 期6 型。

急性细菌性痢疾的治疗,患者应予胃肠道隔离(至症状消失,大便培养连续2 次阴性为止)和卧床休息。饮食一般以流质或半流质为宜,忌食多渣多油或有刺激性的食物。恢复期中可按具体情况逐渐恢复正常饮食。有失水现象者可给予口服补液盐。如有呕吐等而不能由口摄入时,则可给予生理盐水或 5% 葡萄糖盐水静脉滴注,注射量视失水程度而定,以保持水和电解质平衡。有酸中毒者,酌情给予碱性液体。对痉挛性腹痛可给予阿托品及腹部热敷,忌用显著抑制肠蠕动的药物,以免延长病程和排菌时间。这类药物虽可减轻肠痉挛和缓解腹泻,在一定程度上可减少肠壁分泌。但实际上腹泻是机体防御功能的一种表现,且可排出一定数量的致病菌和肠毒素,因此不宜长期使用解痉剂或抑制肠蠕动的药物。特别对伴高热、毒血症或黏液脓血便患者,应避免使用,以免加重病情。婴幼儿也不宜使用此类药物。能够作用于和影响肠道动力的药物有阿托品、颠茄合剂、哌替啶、可待因、吗啡、樟脑酊、地芬诺酯和盐酸洛哌丁胺等。

中医药治疗本病急重症者的疗效虽不如抗生素及糖皮质激素等西药迅捷,但疗效稳定,不良反应小,复发率较低,这可能与中医药的整体调节有关。因此在治疗细菌性痢疾的过程中,应该根据病情和病程,发挥中西医的各自优势,进行优势互补。急性期的治疗,轻度可单一采用中药治疗,中度可采用中西医结合治疗;慢性期的治疗,可采用中医药为主,对于纯中药疗效不佳者可中西医结合,配合得当,则可提高疗效且减少西药不良反应,降低复发率。其中,中医辨证论治配合灌肠的综合治疗近期疗效较好,不论急性期或活动期均可采用。对病情较久,反复发作者,中医也可从整体出发,培补脾肾、益气活血、敛疮生肌,调整机体的免疫功能,可促进局部病变的修复,使机体康复。

五、饮食调护

细菌性痢疾的临床主要表现为发热、腹痛、腹泻、里急后重和黏液脓血便,严重者可发生感染性休克和/或中毒性脑病。本病急性期一般数天即愈,少数患者病情迁延不愈,发展成为慢性细菌性痢疾,可以反复发作。健康宣教、控制饮食及加强疾病护理解,对于预防本病的复发可起到一定的作用。

(一)加强健康宣教

细菌性痢疾常年散发,但以夏秋季为主。预防措施主要以切断传播途径为主,及时合理的诊断和治疗可以避免该病向慢性演变。一般预后良好,本病属肠道传染病,患者及家属有必要掌握本病的相关知识,避免疾病在家庭成员之间传播。

(二)控制饮食

饮食一般以流质或者半流质为主,忌食多渣多油或者刺激性食物。一些水果、雪糕等冰冷食品也应当禁食,以免加重胃肠道负担。注意及时补充水分。恢复期可按具体情况逐渐恢复正常饮食。宜进食适量新鲜的低纤维、低脂肪、高维生素、高蛋白饮食,进食时尽可能细嚼慢咽。患者也可常吃些补中健脾利湿之品等,如莲子肉、薏苡仁、莲子、山药、百合等,可以达到食疗的目的。

(三)疾病护理

患者应给予胃肠道隔离,直至症状消失,大便培养连续 2 次阴性为止。患者应以卧床休息为主,注意个人卫生,饭前便后洗手。有体液丢失现象者,可给予口服补液。如因呕吐等原因无法口服者,可静脉滴注生理盐水或者 5% 葡萄糖氯化钠溶液,以保持水、电解质平衡,并注意保暖。

六、转归与随访

急性细菌性痢疾一般预后良好,经 1 周左右的治疗大多痊愈,但患者具有下列情况易病程迁延发展为慢性病变:①患者感染为福氏志贺菌;②急性期治疗不及时,不彻底;③原有营养不良、胃肠道疾病、肠道寄生虫病或肠道分泌性 IgA 减少等局部或全身抵抗力低下。

中毒性细菌性痢疾的死亡率为 8%～10% 我国现已降至 1.5% 以下。中毒性细菌性痢疾病者中 80% 为儿童,以 1～7 岁最多见,约占小儿中毒性细菌性痢疾的 80% 以上,其次为 7～12 岁,而 1 岁以内极少见。临床类型中脑型约为80%,休克型占 10%,余下 10% 为混合型,偶可见并发呼吸窘迫综合征。此型最为凶险,死亡率高。中毒性细菌性痢疾病者出现休克或少尿时,氨基糖苷类抗生素的选用宜谨慎,以免加重药物的耳、肾毒性。

第三节　溃疡性结肠炎

一、概述

溃疡性结肠炎(ulcerative colitis，UC)是一种长期，反复发作的直肠和结肠慢性非特异性炎症性疾病，病变主要限于结肠黏膜与黏膜下层，以炎症和溃疡为主要病理表现。范围多累及远段结肠，可逆行向近段发展，甚至累及全结肠和末段回肠，呈连续性分布。临床症状以腹泻、黏液脓血便、腹痛为主。本病与克罗恩病(Crohn's disease，CD)统称为炎症性肠病(inflammatory bowel disease，IBD)。其病程迁延，易反复发作，且有癌变倾向，被 WHO 列为现代难治病之一。

溃疡性结肠炎 1859 年由 Wilks 首先描述，1920 年被医学界公认，我国于 1956 年首次报道。该病在西方国家相当常见，欧洲和北美溃疡性结肠炎的发病率为 10/105～20/105、患病率达 100/105～200/105。近年来随着生活方式和饮食结构的改变以及对本病认识水平的提高，我国报道的病例明显增多，基于多家医院病例统计推测，我国溃疡性结肠炎的患病率为 11.6/105，但有被低估之虞。溃疡性结肠炎可发生于任何年龄，以 20～40 岁多见，男女发病率无明显差异。

治疗方面，自从 1942 年 Dana Svartz 医师首先将柳氮磺胺吡啶(SASP)应用于溃疡性结肠炎的治疗后，SASP 成为溃疡性结肠炎治疗的一个里程碑，大大改善了患者的生活质量，使复发率降低为原来的1/4。经过半个多世纪的实践，SASP 一直是溃疡性结肠炎患者广泛应用的药物之一，但由于该药口服耐受性差，不良反应多，其临床地位正逐渐被 5-氨基水杨酸(5-ASA)制剂所取代。5-ASA作为 SASP 的有效成分，避免了由磺胺吡啶产生的不良反应，具有耐受性好，不良反应少的优点。20 世纪 40 年代，肾上腺糖皮质激素(简称激素)开始应用于活动性溃疡性结肠炎患者的治疗，并取得了极显著的疗效，使重度溃疡性结肠炎患者的病死率从 37％下降到 1％以下。近年来，多种难吸收性或肝首过作用增加的局部用制剂的出现显著降低了激素的不良反应，成为激素类药物研制的趋势。硫唑嘌呤、6-巯基嘌呤、环孢素等免疫抑制剂被用于重症及难治性患者的病情控制和维持缓解，但因起效慢，不良反应多，临床应用受到限制。主要应用于克罗恩病治疗的生物制剂，如英夫利昔，亦越来越多地应用于对常规治疗无效的活动性溃疡性结肠炎患者。

本病病因及发病机制十分复杂，目前尚未完全阐明，一般认为是4种主要因素综合作用的结果，包括：环境因素、遗传因素、微生物因素和免疫因素。近年来随着基础研究的不断深入，人们对溃疡性结肠炎发病机制有了进一步了解。多种环境因素例如抽烟、阑尾切除术、现代生活方式、金属铝，通过不同机制影响溃疡性结肠炎发病。溃疡性结肠炎是一种多基因遗传病，具有遗传易感性，表现在家族聚集倾向、种族发病率不一样、单卵双生同患率高于双卵双生，近年兴起的全基因组关联研究（genome-wide association studies，GWAS）发现了多种溃疡性结肠炎易感基因，例如：$IL23R$，$IL12B$，$JAK2$，$STAT3$，$HNF4a$，E-Cadherin，$LAMB1$，IL-10等。肠道菌群失调通过引起肠道屏障功能障碍、肠道免疫功能失调等机制亦在溃疡性结肠炎的发病中起重要作用。多种免疫因素参与了溃疡性结肠炎的发病，包括肠道抗原、肠上皮细胞、天然免疫细胞、获得性免疫细胞以及多种细胞因子。肠黏膜屏障功能障碍、肠上皮天然免疫紊乱、抗原呈递细胞（APC）抗原识别和处理功能异常、效应性T细胞清除障碍、调节性T细胞与效应性T细胞之间的平衡失调等导致效应性T细胞异常活化、炎症细胞聚集、细胞因子释放、毒性代谢产物在黏膜中积聚，最终引起组织损伤。总之，目前的认识可概括为：环境因素作用于遗传易感者，在肠道菌丛（或目前尚未明确的特异性微生物）的参与下，启动了肠道免疫及非免疫系统，最终导致免疫反应和炎症过程，可能由于抗原的持续刺激和/或免疫调节紊乱，这种免疫炎症反应表现为过度亢进和难于自限。

溃疡性结肠炎是西医学的概念，在中医学古代医籍中没有明确对应的病名，但根据其腹泻、黏液脓血便、腹痛的临床表现，文献中关于"肠澼""滞下""痢疾""便血""泄泻""肠风""脏毒"等病证的论述为我们提供了可借鉴的辨治经验。

《黄帝内经》有"肠澼"之病名，颇类似本病的临床特点，如《素问·通评虚实论》云"肠澼便血""肠澼下白沫""肠澼下脓血"等。又活动期多以腹痛、便下赤白脓血、里急后重为主要表现，可归为"痢疾""下利"；部分患者以大便带血为特点，可称之"便血"；因为患者常感泻下滞涩不爽、黏滞重坠，又称"滞下"；缓解期一般表现为排便次数增多，粪质稀薄，故可归为"泄泻"范畴。本病以慢性复发型最为常见，病情发展以发作、缓解交替出现为特点，故目前多认为其与中医的"久痢"较为相近。

二、病因、病机

（一）致病因素

溃疡性结肠炎属非特异性炎性疾病，中医学认为其主要发病因素在于内因，即先天禀赋不足、脾胃功能失健,或伴有肾气不足,肺气失调。这与西医学以遗传易感为发病内因的观点相一致。中医认为脾胃虚弱是本病的发病基础,脾胃居中焦,主纳谷、腐熟、转输运化之职,更具升清降浊之能。若禀赋不足,或感受毒邪,或饮食失调,或忧思恼怒,或劳倦久病皆可损伤脾胃,脾虚失运,升降失司,水湿不化,郁热搏结,阻滞肠络,发为泻痢。饮食不节和情志失调是溃疡性结肠炎常见的发病诱因,恣食肥甘厚味,酿生湿热,导致肠腑气机不畅,通降不利,损伤肠络;或者焦虑抑郁,精神紧张,以致肝气郁结,横逆乘脾,运化失职,气血瘀滞,肉腐血败,脂络受伤而成内疡。

(二)病机特点

本病病位在大肠,但病机根本在脾,与肝、肾、肺三脏密切相关。疾病过程中可产生湿、热、瘀、毒、痰等病理产物,使病情缠绵难愈。湿热蕴肠,气滞络瘀是溃疡性结肠炎基本病机,属本虚标实之证,活动期以标实为主,主要为湿热蕴肠,气血不调;缓解期属本虚标实,主要为正虚邪恋,运化失健,本虚多呈脾虚,亦有兼肾亏者。初病在气,久病入络,反复出血,瘀血留着,腹痛固定,腹部生块的络阻血瘀证也并见于病程后期。脾虚肝乘,肝郁化火,火性上炎,循经犯目,目疾而生。脾主四肢,湿流关节,关节重痛,热伤肠络,血脉相传,皮肤发斑,这些皆是病机演变中由里及表,从内形外的表现。

溃疡性结肠炎不同症状的病机侧重点有所不同,以脓血便为主的病机重点是湿热蕴肠,脂膜血络受伤。以泄泻为主者分别虚实,实证为湿热蕴肠,大肠传导失司;虚证为脾虚湿盛,运化失健。以便血为主者,实证为湿热蕴肠,损伤肠络,络损血溢;虚证为湿热伤阴,虚火内炽,灼伤肠络,两者的病机关键均有瘀热阻络,迫血妄行。腹痛实证的主要病机是湿热蕴肠,气血不调,肠络阻滞,不通则痛;虚证为土虚木旺,肝脾失调,虚风内扰,肠络失和。脓血便伴发热者的主要病机是热毒内盛,血败肉腐。

三、诊断与鉴别诊断

(一)西医诊断

1.疾病诊断

诊断溃疡性结肠炎应首先排除细菌性痢疾、阿米巴痢疾、慢性血吸虫病、肠结核等感染性结肠炎以及缺血性结肠炎、放射性结肠炎、孤立性直肠溃疡、结肠克罗恩病,并符合下列标准。

(1)确诊:腹泻或便血 6 周以上,结肠镜检查发现一个以上的下述表现:黏膜易脆、点状出血、弥漫性炎性糜烂、溃疡;或钡剂检查发现溃疡、肠腔狭窄或结肠短缩。同时伴有明确的黏膜组织学改变:活动期炎性细胞浸润、隐窝脓肿、杯状细胞缺失。缓解期隐窝结构异常(扭曲分支)、隐窝萎缩。手术切除或活检标本在显微镜下有特征性改变。

(2)疑诊:病史不典型,结肠镜或钡剂灌肠检查有相应表现;或有相应病史,伴可疑的结肠镜检查表现,无钡剂灌肠检查;或有典型病史,伴可疑的钡剂灌肠发现,无结肠镜检查报告。均缺乏组织学证据。手术标本大体表现典型,但组织学检查不肯定。

2.鉴别诊断

(1)急性感染性结肠炎:包括各种细菌感染:如痢疾志贺菌、沙门菌、直肠杆菌、耶尔森菌、空肠弯曲菌等。急性发作时发热、腹痛较明显,外周血血小板不增加,粪便检查可分离出致病菌,抗生素治疗有效,通常在4周内消散。

(2)阿米巴肠炎:病变主要侵犯右半结肠,也可累及左半结肠,结肠溃疡较深,边缘潜行,溃疡间黏膜多属正常。粪便或结肠镜取溃疡渗出物检查可找到溶组织阿米巴滋养体或包囊。血清抗阿米巴抗体阳性。抗阿米巴治疗有效。

(3)血吸虫病:有疫水接触史,常有肝、脾大,粪便检查可见血吸虫卵,孵化毛蚴阳性。急性期直肠镜检查可见黏膜黄褐色颗粒,活检黏膜压片或组织病理检查可见血吸虫卵。免疫学检查亦有助鉴别。

(4)肠结核:多有肠外结核病史或临床表现,部分患者有低热、盗汗、消瘦、乏力等结核中毒症状。病变好发于回盲部,有腹泻,但血便少见。内镜下溃疡浅表、不规则,呈环形。组织病理学检查对鉴别诊断最有价值,肠壁和肠系膜淋巴结内大而致密的、融合的干酪样肉芽肿和抗酸杆菌染色阳性是肠结核的特征。不能除外肠结核时应行试验性抗结核治疗。亦可做结核分枝杆菌培养、血清抗体检测或采用结核特异性引物行聚合酶链反应(PCR)检测组织中结核分枝杆菌 DNA。

(5)结直肠癌:多见于中年以后,直肠指检常可触及肿块,结肠镜和 X 线钡剂灌肠检查对鉴别诊断有价值,活检可确诊。须注意溃疡性结肠炎也可引起结肠癌变。

(6)肠易激综合征:粪便可有黏液,但无脓血,显微镜检查正常,结肠镜检查无器质性病变的证据。

(7)其他:其他感染性肠炎(如真菌性肠炎、出血坏死性肠炎、抗生素相关性肠炎)、缺血性结肠炎、放射性肠炎、过敏性紫癜、胶原性结肠炎、白塞综合征、结肠息肉病、结肠憩室炎以及人类免疫缺陷病毒(HIV)感染合并的结肠炎应与本病鉴别。此外应特别注意因下消化道症状行结肠镜检查发现的轻度直、乙结肠炎需认真检查病因,观察病情变化。

(二)中医诊断

1.病名诊断

以黏液脓血便、腹痛、里急后重为主要表现者,可称为"下痢";以大便带血为主者,可称之"便血";以排便次数增多,粪质稀薄,或夹黏液为主者,可称为"泄泻"。

2.辨证要点

(1)辨轻重缓急:掌握病情的轻重缓急对制订治疗方案和判断预后十分重要,如便下脓血,或纯下鲜血,大便日行 6 次以上,腹痛、腹胀较剧,或伴发热,属急症、重症。大便次数天行 3 次以下,腹痛、腹胀不甚,病情较缓,属于轻症。

(2)辨正邪虚实:虚则补之,实则泻之,不辨虚实易犯虚虚实实之戒。一般而言,活动期症见便下脓血,下利腹痛,里急后重,肛门灼热,舌红,苔黄厚腻,脉弦滑者,多属实证;缓解期便稀泄泻,或夹黏液,肠鸣腹胀,面色萎黄,乏力倦怠,舌边齿痕,苔薄腻,脉沉细或弦细者,多属正虚邪恋。

(3)辨寒热阴阳:热则寒之,寒者热之,临证宜详辨之,如大便白色黏冻,形寒肢冷,或大便清稀,完谷不化,多属寒证;大便赤白黏冻,赤多白少,里急后重,腹痛,或色黄褐而臭,泻下急迫,肛门灼热,多属湿热证;舌红少苔,便下艰涩,血色紫黯凝块,脉细涩,多属热邪伤阴。

(4)辨脏腑气血:便溏泄泻为主者,病多在脾;腹痛肠鸣者,多为脾虚木乘,或为湿阻气滞,不通则痛;久痢久泻者,多脾肾两亏;黏液便为主者,多为脾虚痰湿下注,肺气失调。以便血为主者,病在血分,多属湿热炽盛,动血入络,亦有湿热伤阴,虚火内炽,灼伤肠络者。

(5)辨脓血便、黏液便:一般认为,脓白如冻属寒、脓色黄稠属热;黏液清稀属虚、属寒,色黄黏稠属有郁热。白多赤少,重在治湿、治气;赤多白少,重在治热、治血。血便是溃疡性结肠炎的主症之一,其辨证因结合病势、病程等综合考虑,血色鲜红多属热,若久病气亏、气不摄血,多血色淡稀;血黯多属瘀,然血瘀的病机亦可有虚实之异:急性期湿热酿毒可入络成瘀,多血色紫黯凝块腥臭;久病脾肾阳虚,运血无力可气虚为瘀或寒凝为瘀,多血色淡黯。

(6)辨腹痛:便前腹痛、便后则缓,肠鸣腹胀,多属脾虚肝旺,病在气分;痛处固定,缠绵反复,多为瘀血入络,病在血分;病久而腹痛隐隐,多属气虚血瘀。

3.证候诊断

(1)大肠湿热证。

主症:腹痛,腹泻,便下黏液脓血;舌质红,苔黄腻。

次症:肛门灼热;里急后重;身热,小便短赤;口干口苦,口臭;脉滑数。

(2)脾虚湿蕴证。

主症:大便溏薄,黏液白多赤少,或为白冻;舌质淡红,边有齿痕,苔白腻。

次症:腹痛隐隐;脘腹胀满,食少纳差;肢体倦怠,神疲懒言;脉细弱或细滑。

(3)寒热错杂证。

主症:下痢稀薄,夹有黏冻,反复发作;舌质红,或舌淡红,苔薄黄。

次症:腹痛绵绵;四肢不温;腹部有灼热感,烦渴;脉弦,或细弦。

(4)肝郁脾虚证。

主症:腹痛即泻,泻后痛减;常因情志或饮食因素诱发大便次数增多。

次症:大便稀溏,或黏液便;情绪抑郁或焦虑不安;嗳气不爽,食少腹胀;舌质淡红,苔薄白;脉弦或弦细。

(5)脾肾阳虚证。

主症:久泻不止,夹有白冻,甚则完谷不化,滑脱不禁;形寒肢冷。

次症:腹痛喜温喜按;腹胀,食少纳差;腰酸膝软;舌质淡胖,或有齿痕,苔薄白润;脉沉细。

(6)阴血亏虚证。

主症:排便困难,粪夹少量黏液脓血;舌红少津,少苔或无苔。

次症:腹中隐隐灼痛;午后低热,盗汗;口燥咽干;头晕目眩,心烦不安;脉细数。

上述证候确定:主症必备,加次症2项以上即可诊断。

四、治疗

(一)西医治疗

1.治疗原则

长期以来溃疡性结肠炎的传统治疗以缓解症状为主要目标,即控制发作、维持缓解、减少复发、防止并发症,以改善患者的生活质量。由于近年来基础研究的进展,揭示了免疫性炎症的众多靶标,研制出各种靶向药物,特别是生物制剂在临床多中心试验中取得良好效果和临床经验,提出了以黏膜愈合为主要治疗目标,即迅速诱导缓解,减少对长期使用激素的需求,完全的黏膜愈合,长期维持缓解,防止并发症,降低住院率和手术率,降低癌变风险,提高患者生活质量。

溃疡性结肠炎治疗应掌握好以下几点。

(1)分级、分期、分段治疗原则:分级治疗指按疾病的严重度,采用不同药物和不同治疗方法。

分期治疗指疾病的活动期和缓解期,活动期应尽快控制发作,促进内镜下黏膜愈合,降低住院率与手术率,以提高生活质量;缓解期不用激素维持,预防复发。

分段治疗指确定病变范围以选择不同的给药方法,远段结肠炎可采用局部治疗,广泛性结肠炎或有肠外症状者则以系统性治疗为主。溃疡性直肠炎治疗原则和方法与远段结肠炎相同,局部治疗更为重要,优于口服用药。

(2)级联化治疗原则如下。

Ⅰ级(资源有限):在阿米巴流行区可酌情给予1个疗程的抗阿米巴治疗;在结核流行区可试验性地抗结核治疗1个月;SASP用于所有轻中度结肠炎,并维持缓解;远端结肠病变给予激素灌肠;中重度病变给予泼尼松口服;重症结肠炎应静脉使用激素,激素抵抗或激素依赖者可行结肠切除术,中毒性巨结肠可于静脉使用激素后的第3天参考Oxford或Sweden结局预测指标,考虑结肠切除术;顽固性病变需积极寻找CMV感染的证据;AZA用于激素依赖或5-ASA无效者,如无硫唑嘌呤(AZA)或患者不耐受,可考虑甲氨蝶呤(MTX)。

Ⅱ级(资源允许):诊断为结核或寄生虫感染时立即给予相应治疗;轻中度结肠炎可给予SASP治疗;5-ASA制剂较常用;5-ASA灌肠和栓剂可代替口服5-ASA用于远端结肠病变的维持缓解;活动性远段病变及全结肠炎口服联用直肠5-ASA可能更有效;5-ASA维持缓解失败者可考虑AZA或6-巯基嘌呤(6-MP),AZA治疗失败者可考虑MTX。

Ⅲ级(资源丰富):急性重度结肠炎可考虑环孢素A(CsA);急性重度结肠、中重度激素依赖或抵抗者可给予IFX;可用AZA或6-MP维持。

(3)注意并发症,以便估计预后、确定治疗终点和选择内、外科治疗方法。

(4)注意药物治疗过程中的不良反应,随时调整治疗。

(5)综合性、个体化处理原则:包括营养、支持、心理和对症处理;内、外科医师共同会诊以确定内科治疗的限度和进一步处理方法。

2.治疗方法

(1)内科治疗。

活动期的治疗:根据疾病严重程度及分布治疗。

轻度溃疡性结肠炎：可选用 SASP 制剂，3～4 g/d，分次口服；或用相当剂量的 5-ASA 制剂。病变分布于远段结肠者可酌情应用 SASP 或 5-ASA 栓剂 0.5～1 g，2 次/天；5-ASA 灌肠液 1～2 g 或氢化可的松琥珀酸钠盐灌肠液 100～200 mg，每晚 1 次保留灌肠；或用布地奈德 2 mg 保留灌肠，每晚 1 次。

中度溃疡性结肠炎：可用上述剂量水杨酸类制剂治疗，反应不佳者适当加量或改服激素，常用泼尼松 30～40 mg/d 口服。

重度溃疡性结肠炎：重度溃疡性结肠炎一般病变范围较广，病情发展较快，需及时处理，给药剂量要足：如患者尚未服用过激素，可口服泼尼松或泼尼松龙 40～60 mg/d，观察 7～10 天，亦可直接静脉给药；已使用激素者，应静脉滴注氢化可的松 300 mg/d 或甲泼尼龙 48 mg/d。肠外应用广谱抗生素控制肠道继发感染，如硝基咪唑、喹诺酮类制剂、氨苄西林或头孢菌素类抗生素等。应使患者卧床休息，适当输液、补充电解质，以防水盐平衡紊乱。若便血量大、血红蛋白<90 g/L 和持续出血不止者应考虑输血。营养不良、病情较重者可予要素饮食，病情严重者应予肠外营养。静脉应用激素 7～10 天后无效者可考虑予环孢素 A 2～4 mg/(kg·d)静脉滴注 7～10 天；由于药物的免疫抑制作用、肾脏毒性作用以及其他不良反应，应严格监测血药浓度。顽固性溃疡性结肠炎亦可考虑其他免疫抑制剂，如 AZA、6-MP 等，免疫抑制剂无效者，可考虑应用新型生物治疗剂，如抗肿瘤坏死因子-α(TNF-α)、单克隆抗体(英夫利昔)。英夫利昔静脉滴注一次 5 mg/kg，2 小时内滴注完，第 2 周和第 6 周再分别给药 1 次，以后每 8 周 1 次维持治疗。如上述药物疗效不佳，应及时内、外科会诊，确定结肠切除手术的时机和方式。

活动期的治疗：根据疾病进程及表现治疗。

复发病例：最好使用首次治疗有效的方案，但应考虑到其他因素(如复发时间、正在进行的治疗药物等)并优化维持治疗方案。

早期复发病例：3 个月以内复发的患者最好开始使用 AZA 或者 6-MP 治疗。

激素依赖病例：对于激素依赖的活动期溃疡性结肠炎患者，AZA 与美沙拉嗪相比能更有效地诱导临床及内镜下缓解。

口服激素抵抗病例：这类患者应使用 AZA 或者 6-MP 治疗，亦可考虑手术、静脉使用激素、英夫利昔或钙神经素抑制剂。

免疫抑制剂抵抗病例：考虑使用英夫利昔或手术治疗，不推荐长期含有激素的内科治疗方案。

缓解期的治疗：缓解期的治疗除初发病例、轻症远段结肠炎患者症状完全缓解后,可停药观察外,所有患者完全缓解后均应继续维持治疗。维持治疗的时间尚无定论。可能是 3~5 年甚至终身用药,诱导缓解后 6 个月内复发者也应维持治疗。激素无维持治疗的效果,在症状缓解后应逐渐减量,过渡到用 5-ASA 维持治疗。SASP 的维持治疗剂量一般为控制发作之半,多用 2~3 g/d,并同时予叶酸口服。亦可用与诱导缓解相同剂量的 5-ASA 类药物。6-MP 或 AZA 等用于上述药物不能维持或对激素依赖者。

维持治疗的药物选择:①5-ASA:对于使用 5-ASA 或激素诱导缓解的病例,5-ASA 是维持缓解的一线药物选择。直肠炎或左半结肠炎可选择 5-ASA 局部用药。5-ASA 口服和局部用药联合是维持缓解的二线选择。②AZA/6-MP:用于使用 5-ASA 维持缓解,但频繁复发或无法耐受 5-ASA 的患者;激素依赖的患者;使用环孢素 A 或他克莫司诱导缓解的患者;也可以用于静脉使用大剂量激素诱导缓解的患者。考虑到骨髓毒性,可与 5-ASA 联用。③英夫利昔:英夫利昔诱导缓解有效的患者,可使用英夫利昔维持治疗。为减少英夫利昔的免疫原性,目前推荐英夫利昔联合免疫抑制剂至少 6 个月或者预先使用激素。④益生菌:是 5-ASA 外能维持缓解的有效选择。⑤其他:抗菌药:没有足够的证据支持抗菌药用于溃疡性结肠炎的维持治疗。MTX:关于甲氨蝶呤用于溃疡性结肠炎维持缓解的研究很少。其他生物制剂:阿达木单抗、赛妥珠单抗、那他珠单抗、巴利昔单抗、白介素-10,抗白介素-12 抗体、抗白介素-16 抗体等生物制剂在溃疡性结肠炎的维持治疗中还缺乏有效的评估。

(2)外科治疗。

手术指征有以下几点。

绝对指征:大出血、穿孔、明确或高度怀疑癌肿以及组织学检查发现重度异型增生或肿块性损害伴轻、中度异型增生。

相对指征:重度溃疡性结肠炎伴中毒性巨结肠、静脉用药无效者;内科治疗症状顽固、体能下降、对激素抵抗或依赖的顽固性病例,替换治疗无效者;溃疡性结肠炎合并坏疽性脓皮病、溶血性贫血等肠外并发症者。

手术方式:临时性回肠造瘘术;全直肠结肠切除术+永久性同肠造瘘术;回肠贮袋肛门吻合术。

3.注意事项

(1)注意药物不良反应:使用 SASP 前应注意询问磺胺药物过敏史,禁用于对磺胺药物过敏者。使用 SASP、5-ASA 及激素等药物治疗取效后不宜减药过快,以防复发。激素用量减少后可加用 SASP、5-ASA 或免疫抑制剂,以巩固疗效。用药过程中应注意观察药物的不良反应，及时调整治疗方案。诸类药物的不良反应主要有骨髓抑制、肝肾功能损害、胃肠道反应、头痛、发热、皮疹、自身免疫性溶血、胰腺炎等，用药前及用药过程中应注意检查血常规及肝肾功能。SASP 还可导致精子减少甚至不育，但停药后 3～4 个月一般可恢复。

（2）慎用解痉剂和止泻剂：活动期应慎用解痉剂和止泻剂，以避免诱发中毒性巨结肠。对怀疑中毒性巨结肠患者禁止行结肠镜和钡灌肠检查。坏疽性脓皮病约见于 5％ 的溃疡性结肠炎患者，病变可见于任何部位的皮肤，不宜做病变部位的活检，以防皮肤的溃烂。密切监测患者的生命体征和腹部体征变化，尽早发现和处理并发症。

（3）逐步升级与逐步降级方案的选择：已有的研究证明，以早期应用免疫抑制剂和/或生物制剂为主的降级方案较升级方案疗效高出 20％ 以上，可有效撤停激素，迅速诱导缓解，促进黏膜愈合，使病程经过维持良好。早期单独使用 AZA 是否有效仍属疑问，而部分病例不需要 AZA 或英夫利昔，用常规治疗药物就可以缓解病情。由于早期使用 AZA 或英夫利昔有过度治疗之嫌，其长期使用的安全性有待观察以明确，特别是免疫监视功能的降低可导致淋巴瘤、癌症和各种感染的发生，因此目前临床上仍以升级治疗方案应用最为普遍。

（4）重视心理治疗：抑郁、焦虑和生活质量的降低是导致溃疡性结肠炎复发的可能危险因素。在临床工作中除了关注患者的躯体症状外，更要关注患者的心理状况以及其家庭功能，对于存在复发危险因素的患者要及时提供必要的干预措施。相关的心理治疗包括认知行为治疗、肌肉放松技术、患者和家属的教育工作、家庭治疗以及抗抑郁药物的应用。

（5）妊娠期溃疡性结肠炎的治疗：活动期对妊娠有显著的不良影响，因此，建议在疾病缓解期受孕。这对母亲和胎儿都有利。对患病的妊娠女性而言，营养支持十分重要，服用柳氮磺胺吡啶的妇女应加服叶酸制剂。绝大多数治疗的药物对妊娠是安全的，但不恰当的治疗会导致疾病加重，胎儿低体重、早产和流产等并发症。多年来，5-ASA 和激素被安全用于治疗活动性的妊娠女性，虽然在重症女性使用 AZA 和 6-MP 并未见到致畸风险增高，但并不建议将此类药物作为治疗首选。

（二）中医治疗

1.治疗原则

（1）本病临床以正虚邪恋、虚实夹杂证多见，治疗总体以扶正祛邪、标本兼顾为原则，同时应注意分清缓急、标本、虚实、寒热。一般病程初期或急性发作期，病以标实为主,多为湿热蕴结,气机阻滞,肠络损伤,治宜重祛邪,以清热燥湿、调气和络止血为主;病程较长或缓解期,多为脾肾亏虚或肝脾不调,湿热留恋,治宜补益脾肾、固肠止泻,或抑肝扶脾,兼以清肠化湿。

(2)溃疡性结肠炎的治疗应当内外并重,内治应注重调气通滞,外治强调生肌敛疡,行中药灌肠局部治疗,使药物直达病所。

2.辨证论治

(1)大肠湿热证。

治法:清热化湿,调气行血。

主方:芍药汤(《素问病机气宜保命集》)加减。

药物:黄连、黄芩、白头翁、木香、炒当归、炒白芍、生地榆、白蔹、肉桂(后下)、生甘草。

中成药选用:香连丸,口服,每次 3～6 g,每天 2～3 次;小儿酌减。槐角丸,口服,每次 3～6 g,每天 2～3 次。克痢痧胶囊,可短期使用,每次 2 粒,每天 3 次。

(2)脾虚湿蕴证。

治法:健脾益气,化湿助运。

主方:参苓白术散(《太平惠民和剂局方》)加减。

药物:党参、茯苓、炒白术、山药、炒薏苡仁、砂仁(后下)、陈皮、桔梗、木香、黄连、地榆、炙甘草。

中成药选用:参苓白术丸,口服,每次 6 g,每天 3 次。补脾益肠丸,口服,每次 6 g,每天 3 次;儿童酌减;重症加量或遵医嘱。

(3)寒热错杂证。

治法:温中补虚,清热化湿。

主方:乌梅丸(《伤寒论》)加减。

药物:乌梅、黄连、黄柏、肉桂(后下)、细辛、干姜、党参、炒当归、制附片。

中成药选用:乌梅丸,口服,每次 2 丸,每天 2～3 次。

(4)肝郁脾虚证。

治法:疏肝理气,健脾和中。

主方:痛泻要方(《景岳全书》引刘草窗方)合四逆散(《伤寒论》)加减。

药物:陈皮、炒白术、炒白芍、防风、炒柴胡、炒枳实、党参、茯苓、炙甘草。

中成药选用:固肠止泻丸(结肠炎丸),口服,每次 4 g(浓缩丸),或每次 5 g(水丸),每天 3 次。逍遥丸,口服,每次 3 g,每天 3 次。

(5)脾肾阳虚证。

治法:健脾补肾,温阳化湿。

主方:理中汤(《伤寒论》)合四神丸(《证治准绳》)加减。

药物:党参、炮姜、炒白术、炙甘草、补骨脂、肉豆蔻、吴茱萸、五味子、生姜、大枣。

中成药选用:附子理中丸,口服,每次 3 g,每天 3 次。四神丸,口服,每次 3 g,每天 3 次。

(6)阴血亏虚证。

治法:滋阴清肠,养血宁络。

主方:驻车丸(《备急千金要方》)加减。

药物:黄连、阿胶(烊化)、当归、太子参、生地黄、麦冬、白芍、乌梅、石斛、山药、炙甘草。

中成药选用:归脾丸,口服,每次 3 g,每天 3 次。

在辨证确定的基础上可考虑随症加减:大便脓血较多者,加败酱草、秦皮、槐角;腹痛较甚者,加徐长卿、延胡索;便血明显者,加仙鹤草、紫草、槐花、地榆;大便白冻黏液较多者,加苍术、薏苡仁;伴发热者,加金银花、葛根;畏寒怕冷者,加干姜;里急后重,加槟榔、炒枳壳;久泻气陷者,加炙升麻、柴胡、荷叶;久泻不止者,加赤石脂、石榴皮、诃子;排便不畅、便夹脓血者,加制大黄。

3.其他疗法

(1)灌肠:中药灌肠治疗对本病有确切的疗效,治疗的常用灌肠中药有:①敛疮生肌类:儿茶、白及、赤石脂、枯矾、炉甘石和诃子等;②活血化瘀和凉血止血类:蒲黄、丹参、参三七、地榆、槐花、仙鹤草、血竭、侧柏叶和云南白药等;③清热解毒类:青黛、黄连、黄柏、白头翁、秦皮、败酱草、苦参、金银花、鱼腥草和白蔹等;④其他:石菖蒲、椿根皮、五倍子、锡类散等。

(2)单方验方。

白蔹散:白蔹地下块根,晒干后研末,装胶囊,每粒装 0.3 g,每次服 5 粒,每天 2 次(《中国中医秘方大全》)。

新鲜苍耳草全株 30 g,捣碎,水煎服(《中国中医秘方大全》)。

马齿苋 30 g 洗净切段,粳米 60 g 淘净煮粥,入马齿苋(《食疗本草》)。

白头翁苦参止痢汤:白头翁、苦参、金银花、黄柏、滑石各 60 g。上药加清水,浓煎成 200 mL,先做清洁灌肠后,再以药液灌肠,每天 1 次,连续 3 天(《常见病中药外治疗法》)。

乌梅汤：乌梅 500 g，煎汤放在桶内，坐熏肛门（《理瀹骈文》）。

（3）针灸：治疗的针灸常用取穴有：脾俞、天枢、足三里、大肠俞、气海、关元、太冲、肺俞、神阙、上巨虚、阴陵泉、中脘、丰隆等。

4.临证要诀

（1）清肠化湿以祛其标：不论活动期还是缓解期，湿热始终贯穿于溃疡性结肠炎的整个发病过程，其差别仅在于邪势盛衰不同。活动期邪势壅盛，当以清肠化湿为主；待邪势稍减，正虚显露，初则脾虚与湿热共存，久则脾肾阳虚、寒热错杂，此时应根据正邪盛衰把握好扶正与祛邪的主次，做到补中有消、消中有补，不可见有虚证而妄用补涩，以致助邪留寇，反使病势迁延。清肠化湿常用黄连、黄芩、黄柏、苦参、秦皮等苦寒之品，此类苦寒药物多集清热、解毒、燥湿于一体，善祛溃疡性结肠炎之标，故为临证首选。值得注意的是，过用苦寒不仅有碍脾胃健运，且有凉伏热毒及化燥伤阴之弊，因此临证常与芳香化湿药（如藿香、苍术、砂仁）、甘淡利湿药（如茯苓、薏苡仁）配伍应用，以达到运脾化湿的效果。

（2）凉血化瘀，宁络止血：溃疡性结肠炎以血便或黏液脓血便为主要症状特点，病机总属湿热伤络，络损血溢，正如《黄帝内经》所谓"阴络伤则血内溢，血内溢则后血"，治疗当清热凉血、宁络止血，方选地榆散、槐角丸加减，常用药物有地榆、槐花、白头翁、赤芍、侧柏叶、茜草、紫草、黄连、黄芩、栀子等。如兼有阴伤络损血溢者，则合用金显著、石斛、生地等药对；如纯为便血者，则可按肠风的治疗经验用药，下部出血多取风药升之，乃因其热与风合之故，常加用炒当归、荆芥或荆芥穗、防风等养血祛风，和络止血；如治疗无效者，可参入《周慎斋遗书·肠风》治肠风下血不止方（白芷、乌梅）或《济生方》乌梅丸（乌梅、僵蚕），散收结合，风平火息，肠络自宁，血自归经。

（3）调气行血，慎用收涩：湿热蕴结导致肠腑气滞血瘀是溃疡性结肠炎的基本病机，刘完素在《素问病机气宜保命集》中明确指出"行血则便脓自愈，调气则后重自除"，说明了从气血调治的重要性。另一方面，溃疡性结肠炎患者常伴有肝郁脾虚或土虚木旺等肝脾不和的证候特点，肝主疏泄，握气血之枢机，肝气疏泄失职，则可导致和加重气血失调。临证调和气血多从肝论治，因此，理气除木香、枳壳、槟榔、陈皮等行气导滞外，常配以柴胡、香附、青皮、佛手等疏肝理气；和血除当归、白芍等养血和血外，多用丹参、赤芍、元胡、三七等化瘀止痛。四逆散、逍遥散、痛泻要方是常用方剂。

本病虽常表现为便次增多，久泻难愈，但其病机以湿热留滞、虚实夹杂为特点，有别于单纯的脾虚证或脾肾阳虚证，因此，在治疗上应注意在扶正的同时配合疏泄导滞、运化祛湿,而慎用涩肠止泻之品,以防闭门留寇,加重病情。对于久病体虚,滑脱不禁的患者,在前法的基础上适当加用诃子、乌梅、石榴皮等药可增加疗效。需要指出的是,罂粟壳既可止泻又有止痛之功,但药理证实其具有抑制结肠蠕动作用,溃疡性结肠炎患者用之易产生腹胀,甚则导致肠麻痹,诱发中毒性巨结肠等严重并发症,故临床使用当谨而慎之。

(4)敛疮生肌,护膜为要:溃疡性结肠炎肠黏膜隐窝脓肿及糜烂溃疡之病理变化符合中医学"内痈""内疡"的特征,参用清热解毒、凉血消痈、托疮排脓、敛疮生肌之法予中药局部灌肠外治,可加快黏膜修复。常用清热解毒药有黄连、黄柏、苦参、青黛等,凉血消痈药有地榆、败酱草、鱼腥草、白蔹等,托疮排脓药有黄芪、白芷、桔梗等,敛疮生肌药有白及、儿茶、枯矾等。另外,还有化瘀止血药,如三七、茜草,以及涩肠止泻药,如乌梅、诃子、石榴皮、赤石脂等。常用成药有锡类散。

(5)健脾益气,兼顾诸脏:溃疡性结肠炎病位在大肠,但与脾、肺、肝、肾诸脏密切相关,溃疡性结肠炎以脾虚为发病之本,补脾、运脾自不待言。尤其在缓解期,补脾、运脾是主要治则;脾虚则肺弱,宣降失职则痰湿停聚,缓解期在健脾的基础上调肺化痰可增强疗效,临证多用桔梗,取参苓白术散之方意;本病下利腹痛,一般属肝脾不和,肝气疏泄太过者占多,肝气疏泄不及者极少或较轻。既有疏泄太过,应予敛柔治之,常选乌梅、木瓜与白芍、甘草相伍,酸甘相伍。蝉衣与僵蚕均可祛风而抗过敏,痛泻要方中的防风亦是祛风药,三药共投,作用更著。《备急千金要方》黄昏汤,用一味合欢皮,治疗肺痈脓已尽时,可以促使肺部病灶的愈合。肺与大肠相合,本病肠有溃疡,故便血减少后亦可酌情配合使用合欢皮。

(6)重视湿、热、瘀、毒与病情活动的关系和正虚与病情复发的关系:溃疡性结肠炎活动期属实证,以湿热壅盛为主要病机,湿热炽盛可化火成毒,热毒入血,可煎熬成瘀,湿热瘀毒胶结难化,加剧病情。对于中重度患者在清热燥湿的基础上加用凉血解毒、凉血化瘀之品是控制病情的主要方法。中医认为"正气存内,邪不可干"。因此,调补正气是溃疡性结肠炎缓解期预防复发的重点所在。病情进入缓解期后,应坚持调理脾胃、以竟全功。《仁斋直指方论》曰:"精气血气,生于谷气,是以大肠下血,大抵胃药收功,真料四君子汤、参苓白术散,以枳壳散、小乌沉汤和之,胃气一回,血自循于经络矣"。

(三)中西医结合治疗的选择与应用

溃疡性结肠炎是一种难治性疾病,近几年来在免疫方面的研究进展很快,认为自身免疫反应的异常是其基本的病因,而肠道感染和精神因素等可能仅是诱发因素。故西药主要使用具有免疫抑制作用的激素和 5-ASA 类(SASP 及其衍生物)治疗,往往能起良好的效果。然而,长期或大量使用激素可因抑制免疫反应致人体防御功能下降,影响脂肪及糖代谢,引起电解质紊乱及消化道溃疡、出血等。长期或大量使用 SASP 可引起上消化道症状、头痛、周身不适,甚至白细胞减少、溶血、转氨酶增高等。况且我国的溃疡性结肠炎病例绝大多数是轻型,在缓解或慢性期,而且,无论是 5-ASA 类药、激素抑或免疫抑制剂,均存在停药易复发的问题。

中医药治疗本病急重症者的疗效虽不如皮质激素等西药迅捷,但疗效稳定,不良反应小,复发率较低,这可能与中医药的整体调节有关。因此在治疗溃疡性结肠炎的过程中,应该根据病情和病程,发挥中西医的各自优势,进行优势互补。活动期的治疗,轻度可单一采用中药治疗,中度可采用中西医结合治疗,不能耐受西药治疗者,可采用中医药的综合疗法;缓解期的治疗,可采用中医药为主,对于纯中药疗效不佳者可中西医结合,配合得当,则可提高疗效且减少西药不良反应,降低复发率。其中,中医辨证论治配合灌肠的综合治疗近期疗效较好,不论活动期或缓解期均可采用。对病情较久,反复发作者,中医也可从整体出发,培补脾肾、益气活血、敛疮生肌,调整机体的免疫功能,可促进局部病变的修复,使机体康复。

目前临床上治疗溃疡性结肠炎多采取辨病与辨证相结合。现代药理学研究证实,多种中药可抗感染,调节免疫功能,改善微循环,可根据临床实际,在辨证论治的基础上,选用以下药物。

黄连:含小檗碱、黄连碱、掌叶防己碱和药根碱等生物碱,此外尚含有多种微量元素,其有抗微生物和抗原虫作用、抗腹泻作用、抗炎及调节免疫系统的作用。

黄芪:含黄芪多糖,黄芪多糖具有显著的免疫促进作用,对单核巨噬细胞吞噬功能有明显的促进作用,并显著增加特异性抗体溶血素的含量,对 T 细胞和 B 细胞有较好的保护和双向调节作用。

白花蛇舌草:可增强免疫功能作用,刺激网状内皮系统,增强白细胞吞噬能力,具有抗菌消炎作用。

丹参:能抑制血小板聚集,降低血黏度,抗氧化和抗血管内皮损伤作用,改善微循环。

白芨:有良好的局部止血及促进肉芽生长的作用,该药中的白及胶浆,有在肠黏膜毛糙创面形成保护膜的功能,阻断或减少肠道细菌或菌体成分进入血液循环,减少了毒素的吸收,阻断或减少免疫复合物的形成。

白芍:白芍水煎剂和白芍总苷对机体的细胞免疫、体液免疫及巨噬细胞功能均有调节作用,其免疫调节作用可能与影响白介素、白三烯等介质的产生及松果体密切相关。

地榆:地榆根中含有丰富的鞣质,鞣质具有收敛作用,能与蛋白质结合形成不溶于水的大分子化物,沉淀在黏膜表面,从而起到止血、保护黏膜等多种作用。地榆能清除氧自由基,降低过氧化脂质的生成,从而减轻组织损伤。地榆可通过抑制促炎细胞因子,升高抑炎细胞因子,下调 NF-κB 蛋白水平发挥治疗作用。

黄柏:黄柏中含有较多的生物碱,其中小檗碱含量较多,具有抗菌、抗炎、解热作用,能增强单核巨噬细胞的吞噬功能,提高机体的非特异性免疫力。黄柏在发挥抗菌解毒作用的同时尚可促进血管新生,迅速消除炎症水肿,改善创面微循环,促进肉芽生长和加速伤口愈合。

五、饮食调护

溃疡性结肠炎的复发是综合因素造成的,文化因素、对疾病的认识程度、经济因素、治疗情况、饮食因素、精神情绪因素、环境因素、体质因素以及一些未知因素等影响疾病复发。缓解期要对治疗疾病本身以外的影响因素也加以干预,方能维持缓解。健康宣教、节制饮食、保持心情舒畅、防止肠道感染及食物中毒、增强体质,对于缓解期预防本病的复发可起到一定的作用。

(一)加强健康宣教

溃疡性结肠炎具有反复发作的特点,应注重对患者的教育,以便提高治疗的依从性,积极避免诱发因素,提高生活质量。

(二)控制饮食

饮食不调常是溃疡性结肠炎主要发病诱因,患者须忌酒类饮料及碳酸饮料,生冷凉拌、寒凉属性(如梨、西瓜等)、有刺激性(如辣椒、葱、蒜等)、粗纤维(如芹菜、糠麸等)食物应避免进食,海鲜等易引起肠道过敏及牛奶等可疑不耐受的食物也不应进食。一般宜进食适量新鲜的低纤维、低脂肪、高维生素、高蛋白饮食,进食时尽可能细嚼慢咽。患者也可常吃些补中健脾利湿之品等,如大枣、薏苡仁、莲子、木香粥、砂仁粥、百合粥、白及燕窝汤等,有较好的预防作用。

(三)解除不良情绪和重视心理治疗

溃疡性结肠炎反复发作,临床上可以看到久病患者常伴有不同程度的精神神经症状,如焦虑、忧郁、睡眠质量不好等,是溃疡性结肠炎潜在的复发诱因。患者可通过看电视或阅读杂志等,以分散注意力,解除思想顾虑。另一方面可以给予心理疏导,帮助其减轻压力;精神神经症状较重时,可以配合柴胡、合欢皮、茯神、百合或甘麦大枣汤等方药以解郁安神,或服用抗抑郁药、镇静剂之类,如氟哌噻吨美利曲辛、氟西汀、地西泮、艾司唑仑等。

(四)预防肠道感染和食物中毒

肠道感染与食物中毒导致的急性胃肠炎是溃疡性结肠炎复发的重要原因。因此,患者缓解期须保持环境清洁,注意个人卫生,避免不洁食物,防止肠道感染及食物中毒。

(五)增强体质

避免过度劳累导致体质虚弱,而适当的运动锻炼可以强身健体,愉悦心神,增强体质,对溃疡性结肠炎的预防有很好的作用。

六、转归与随访

溃疡性结肠炎患者若失治误治,病情控制不佳,可伴有全身中毒症状,出现中毒性巨结肠、肠穿孔、脓毒血症等并发症,应及时行外科手术治疗。

病程8~10年以上的广泛性结肠炎、全结肠炎和病程30~40年以上的左半结肠炎、直乙状结肠炎患者,溃疡性结肠炎合并原发性硬化性胆管炎者,应行监测性结肠镜检查,至少2年1次,并做多部位活检。对组织学检查发现有异型增生者,更应密切随访,如为重度异型增生,一经确认即行手术治疗。

第四章

结 直 肠 病

第一节　结直肠憩室与憩室病

结肠憩室病是结肠黏膜及黏膜下层穿透肠壁肌层向外呈袋状突出,形成多个憩室。因憩室壁仅有黏膜、黏膜下层和浆膜层而无肠壁各肌层,又称为假性憩室。近年来,随着其发病率的增加,外科临床中并不少见。

一、发病情况

结肠憩室病在西方国家较为常见,与先天因素无关,40岁前发病率较低,但随着年龄的不断增长,发病率也随之增加,40岁人群中的发病率约为10%,60岁人群则占30%,80岁人群的发病率高达65%。大部分患者并无症状,仅有不到10%的患者出现症状。女性的发病率高于男性。我国的相关研究尚少,1987年,潘国宗等统计的结肠憩室发病率为1.3%～1.4%。结肠憩室病的具体发病机制并不十分清楚,主要与年龄、性别、社会因素、纤维摄入减少而糖的摄入增加和地理分布等相关。

(一)年龄

憩室病的发病率与年龄相比,呈绝对数的增长趋势,大部分研究发现60岁或者70岁年龄段是发病的高峰。Parks等人研究发现,60～69岁患者的发病率为32%,对无症状患者的研究也发现憩室病的流行与年龄密切相关。Manousos等的一项研究也发现,憩室病的总体发病趋势为,40～50岁间的发病率为18.5%;60～79岁间则为29.2%;80岁以后达62.1%。应该注意到的是,青年人中发生伴有穿孔和脓毒血症的严重侵袭性憩室炎正逐渐成为一个普遍现象,而且并不局限于特定的种族和社会群体。

(二)性别

20世纪50年代以前,男性的发病率明显高于女性,但现在女性发病成为主流。因憩室病的并发症需要手术治疗的女性患者平均要比男性患者晚5年。年轻女性多并发穿孔,老年女性多并发慢性憩室炎和肠管狭窄,而年轻男性多并发瘘管,老年男性多并发憩室出血。

(三)社会因素

低收入的人群可能更容易发生憩室病,Eastwood等的研究发现:尽管发病率与社会阶层之间没有明显关联,但是在自有住房者较多的区域,憩室病的发病率明显低于其他区域。

(四)纤维摄入减少而糖的摄入增加

Burkitt研究发现,西方国家憩室病的出现与面粉中的纤维成分有关。有研究发现,憩室病的发病率与精制碳水化合物,特别是糖的摄入增加有密切关系。谷类可能是重要的纤维来源,它不受结肠细菌的影响,能够增加粪便重量并缩短结肠运输过程。有报道称憩室病患者摄入较多的肉类和奶,而摄入的蔬菜、土豆、水果和粗全麦面包减少了。此外,他们摄入的不吸收淀粉也有所减少,后者正常情况下能对结肠损伤起保护性作用。

(五)地理分布

憩室病的发病主要局限在发达西方国家,在北美、北欧、澳大利亚和新西兰,超过60岁的人群发病率高达30%。而在一些地区,憩室病仍然属于罕见病例。憩室病的发病率和当地的经济发展与饮食习惯有密切的关系。

二、病理

(一)病变部位

憩室病可以累及结肠的任何部位,很少累及直肠。尽管憩室可能遍布整个结肠,但肌肉增厚与肠管狭窄主要局限在乙状结肠。

(二)肉眼所见

内压性憩室包含黏膜和黏膜肌层,能深入肠壁的环形肌和纵行肌,被结肠周围脂肪和脂肪垂包裹。憩室保留了一层纵行肌,但肌层很薄。肌肉异常是憩室病最具诊断价值的特征。结肠带增厚并几乎呈软骨状。环行肌比正常者更厚且呈六角形态。在严重病变中黏膜出现小梁,提示有长期局限性梗阻,这些表现主要局限在乙状结肠。肌肉增厚的程度与疾病的大体标本有良好的相关性。严重憩室的大体形态见图4-1。

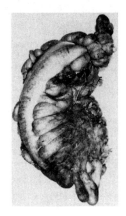

图4-1 严重的憩室肿块伴增厚的乙状结肠系膜和明显增厚的结肠壁

(三)组织学特征

组织学检查发现结肠明显增厚,但没有发现肌细胞增生或肥大(图4-2)。憩室病标本的环状肌被细小结缔纤维分隔成纤维束(图4-3)。憩室病的黏膜组织病理学变化近年来也受到了关注。Goldstein等检验了100例憩室病患者切除的乙状结肠标本,其中大约90%的样本显示出隆凸的黏膜壁,15%样本的隆凸黏膜壁基底的淋巴浆细胞炎症加重,11%样本的隆凸黏膜壁表面发现下垂样黏膜异常,25%样本的憩室口周围有轻度的淋巴浆细胞炎。所有憩室病样本的周围黏膜都发现有中性粒细胞和淋巴浆细胞炎性改变。

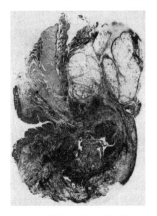

图4-2 憩室病的组织学观察

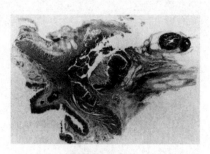

图 4-3　憩室病增厚肌肉的组织学表现

三、临床表现

单纯的憩室病一般不会引起症状,有时候可有胀气、左下腹不适和粪便习惯的改变等,但并不能肯定这些症状是憩室病引起的,因为肠痉挛、肠功能紊乱等原因也可以引起相似的症状。这些患者之所以发现有憩室病,大多数是钡灌肠检查或尸检时偶然发现的。因此,单纯的憩室病不需要治疗,只要注意调整生活习惯和饮食习惯以保持粪便通畅、预防便秘即可。憩室病出现并发症后可引起不同的症状。

（一）脓肿

如憩室发生穿孔,炎症未能局限而向周围结构侵袭,则会形成包块,如不能完全吸收,则会导致脓肿的发生。局限性脓肿使 10%～57% 的患者病情复杂化。脓肿通常始于结肠系膜,并延伸至腹膜后和直肠后部位,有时到达臀部。

（二）化脓性腹膜炎

化脓性腹膜炎可能呈扩散样或局限性特征,弥散性腹膜炎的特点是腹膜渗出液混浊;增厚水肿的肠管浆膜表面红肿,腹膜水肿,导致结肠穿孔部位时常不能识别。如穿孔呈局限性,含有穿孔的乙状结肠会被网膜、小肠、膀胱、直肠、子宫、卵巢和盆腔腹膜所覆盖隔离。化脓性腹膜炎的发生可能源自坏疽性乙状结肠炎,其死亡率很高。

（三）粪性腹膜炎

源自穿孔憩室的粪性腹膜炎没有化脓性腹膜炎常见,但其死亡率高达 75%,尤其是老年患者。可导致弥散性腹膜炎、严重循环紊乱、内毒素血症和革兰阴性细菌感染性休克。粪性腹膜炎的发生可能与憩室病并发梗死、粪便性溃疡或以乙状结肠内 NSAIDs 为代表的药物诱导形成的溃疡引起。

(四)梗阻

憩室病并发梗阻并不常见,很少出现完全性梗阻,且因为其炎性肿块经常累及小肠。患者多有明显的便秘加重、黏液便、假性腹泻发作、腹胀和粪便变细。

(五)瘘管

结肠周围脓肿或局限性腹膜炎可能因瘘管累及腹壁,形成结肠皮肤瘘,或者累及其他脏器,特别是膀胱、阴道、子宫、输尿管、结肠、小肠或者阑尾。最常见的瘘管是从乙状结肠通向膀胱。患者常有尿频、排尿困难、发热和气尿,有时可见腹部包块和带脓细胞的镜下血尿。常引起泌尿系统感染,有时输尿管也会被累及。这样的瘘管很少自行闭合,因为结肠压力比膀胱内高,且瘘管通道会上皮化。结肠膀胱瘘更多见于男性,原因可能是女性的子宫对膀胱有保护性作用。高达 20%需要手术的憩室病患者可能发生瘘管。

(六)其他

巨大的结肠憩室是罕见的憩室病并发症,1997 年英国学者报道了 81 例。这种憩室看似气囊肿,可能与肠腔相通,但也可能不相通。单个囊肿通常与乙状结肠对系膜缘发生粘连。囊壁包含有血管连接的结缔组织和纤维组织,厚度可达 1 cm,并衬有炎性黏膜。肌肉与黏膜的存在提示病变更可能是真性而非囊性囊肿。

四、诊断与鉴别诊断

(一)影像学检查

在结肠憩室病的诊断中,影像学检查有着重要意义。

1.X 线检查

X 片检查可以发现脓肿;肠管扩张积液提示肠梗阻。钡灌肠可以发现病变范围、狭窄程度和潜在的炎症性肠病信息(图 4-4)。钡灌肠同样能够证实脓肿的存在或瘘管(图 4-5)。目前,关于急性病行钡灌肠的时机是有争议的,有学者认为,钡灌肠应该在憩室病完全消退后至少 1 周才能进行。然而,更长时间的延长检查会对病变范围的评估和共存疾病及并发症的确认造成影响。有人提议,紧急水溶液性灌肠剂可用于急性左髂窝疼痛的患者,因为使用传统的对比剂进行早期检查会增加脓肿、瘘管和穿孔的风险。

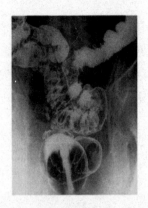

图 4-4　钡灌肠显示乙状结肠中度憩室病,伴有环状肌的明显肥大

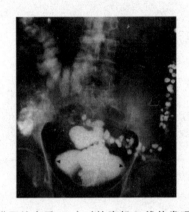

图 4-5　钡灌肠结束后 24 小时的腹部 X 线片发现结肠膀胱瘘

2.超声和CT检查

超声检查能够帮助鉴别由脓肿形成的实体炎性包块,但是当有炎性肿块存在时,小肠通常会发生扩张,且脓肿也可能很小,因此憩室病的超声检查诊断率仍然很低。有研究报道称:CT 扫描对结肠憩室病的诊断率为 64%,检查发现了增厚的环形乙状结肠、脓肿或扩散的结肠外脓毒血症。研究者发现,钡剂灌肠检查仅对 60% 的患者诊断有帮助,X 片的作用非常有限。CT 扫描前对左半结肠应用对比剂能够提高诊断的准确性。在有 42 例患者的一项研究中,CT 扫描前应用对比剂诊断出全部 10 例脓肿患者,12 例结肠膀胱瘘中的 11 例。对可疑左半结肠憩室病患者住院后进行腹部 CT 检查,目前被视为诊断的金标准。相比之下,MRI 结肠成像技术对于憩室病尚处于评估应用的早期阶段。Schreyer 等人研究发现:在早期效果上,应用 MRI 结肠成像技术进行憩室炎的评估形式上同于 CT,但它具有无放射性辐射的优点。

3.内镜检查

已有相关文献报道,放射学检查的假阴性率较高,而纤维结肠镜检查可以直接观察到结肠黏膜的病理变化,能够排除息肉与肿瘤病变。一项对 9 223 份英国结肠镜检查结果的分析显示:憩室病是仅次于结肠息肉的第 2 类常见诊断病症,占所有患者的 14.9%。Marshall 等认为,虽然对憩室病患者进行结肠镜检查比较困难,但在观察固定成角的病变肠管时,可以尝试使用儿科结肠镜。尽管结肠镜检查对憩室病的评估很重要,它还是有导致结肠穿孔的风险。

(二)鉴别诊断

1.左半结肠狭窄与肿瘤性疾病

左半结肠憩室病中的肿瘤性疾病可能会被漏诊,因为通过病史鉴别两种疾病并不容易,大约有 20%的憩室病患者同时存在息肉或肿瘤。因放射学检查的假阳性率较高,内镜检查便成为明确病变的最佳选择。

2.炎症性肠病

近年来发现一种与憩室炎有关的慢性乙状结肠局部黏膜炎。这种疾病有直肠出血的表现,且很难通过内镜检查与其他肠段的结肠炎相鉴别,包括溃疡性结肠炎和克罗恩病。组织学上,这种疾病的表现可以从中度炎性改变到典型的黏膜脱垂改变,再到最后的红肿活动的慢性炎性改变,与炎症性肠病特别是溃疡性结肠炎非常相似,结肠镜鉴别困难。因此,憩室病与溃疡性结肠炎的区分主要靠钡灌肠。鉴别老年人克罗恩病与憩室病比较困难,肛周病变多提示克罗恩病。如果影像学检查发现众多透壁裂隙和纵向黏膜内瘘管,则高度怀疑克罗恩病。小肠受累亦支持克罗恩病,但并不是一成不变的。Fabricius 认为,这些疾病之间的鉴别主要局限在 60 多岁的患者。

五、治疗

(一)保守治疗

对于非复杂性憩室病建议使用保守治疗。在英国手术治疗并不是主流选择;即使对憩室手术治疗比较积极的北美,对此类憩室病也是建议有选择性地手术。

1.高纤维膳食治疗

Painter 等的一项非随机研究报道,70 例患者中有 62 例在补充食用膳食纤维后憩室病症状得到控制。摄入膳食纤维和少量糖可以使排便习惯恢复正常,腹痛完全缓解。只有 7 例不能停用轻泻药,8 例不能耐受膳食纤维治疗。另外一项研究发现,高纤维饮食可以改变排便习惯、粪便稠度和传输时间,能够防止并发症的发生。Leahy等发现,摄入高纤维的患者今后接受手术治疗的概率降低至原来的1/4,而症状发生率则减半。

2.其他治疗

一般治疗包括休息、禁食和输液等,其他药物对控制症状也有一定作用,特别是与肠易激综合征有关的症状,包括解痉药和止泻药。解痉药,如丙胺太林和双环维林,对末端结肠的自主神经支配有不良反应,如口干、尿潴留和视调节受损。如患者有里急后重症状,给予止泻药如洛哌丁胺比可待因有效,后者可导致严重绞痛。有学者研究发现吸收较差的广谱抗生素利福昔明能够使68.9%患者的症状缓解。

(二)外科治疗

大多数急性憩室炎患者经过保守治疗后病情趋向好转,炎性改变减轻,炎性肿块缩小。一般不需手术治疗,但仍有部分患者需行择期手术治疗。

1.手术适应证

憩室炎急性穿孔引起急性腹膜炎;炎性肿块已形成腹腔脓肿,而且不断增大;并发大量便血;经非手术治疗后症状及体征无明显好转而怀疑有肿瘤可能等。

2.术前准备

维持水、电解质平衡,术前给予清洁灌肠、抗生素保护和预防性肝素。最好在左右髂窝处标记造口部位,以便术中遇到技术困难或意外发现时可行造口。

3.左半结肠憩室手术方式

开腹乙状结肠、直肠上段切除术:取正中切口,长度应足够游离脾曲和上段直肠。开腹后如发现小肠与炎性包块粘连,则需要广泛剥离和松解乙状结肠(图4-6A)。乙状结肠常常增厚,缩短,与骨盆壁、膀胱、子宫或小肠粘连在一起。将乙状结肠表面松弛的黏膜粘连部分与侧面腹膜分开(图4-6B)。脾曲应尽量分离,以便降结肠与直肠的吻合。

分离盆腔腹膜:直肠后部的部分疏松结缔组织也需要分离并松解上段直肠。(图4-6C),同时从骶骨凹到尾骨尖完全游离直肠背面(图4-6D),降结肠与中上1/3直肠行吻合术(图4-6E、图4-6F)。吻合方式主要包括徒手常规端端吻合术(图4-7)和吻合器吻合术(图4-8)。

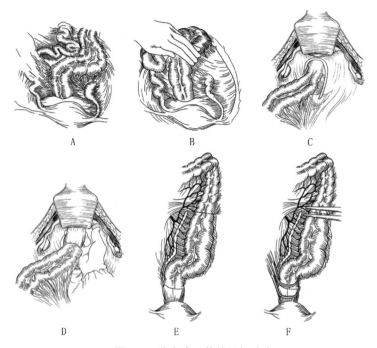

图 4-6 憩室病乙状结肠切除术

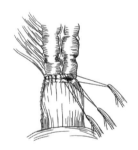

图 4-7 憩室病乙状结肠切除常规缝合与端端吻合术

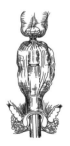

图 4-8 憩室病乙状结肠切除环钉吻合术

4.右半结肠憩室手术方式

(1)单纯阑尾切除术:右半结肠憩室炎(82%)比左半结肠憩室炎(25%)更可能需要外科治疗。如果行紧急手术治疗,即使憩室本身未能切除,也应该将阑尾切除,以便日后出现右髂窝疼痛时易于鉴别诊断。如果存在脓肿或急性盲肠憩室炎伴局限性腹膜炎,推荐采用单纯引流加阑尾切除术。

(2)憩室切除术/内翻术:内翻术是治疗非复杂性盲肠憩室的好方法,但是它很少用于急性憩室周围炎。严重水肿和炎性改变时内翻憩室、通过荷包缝合关闭憩室颈通常只是理论可行,但实际操作很难。Conrad 和 Bell 等研究发现,切除憩室或者局部切除周围肠壁可能会损伤回盲瓣或者盲肠血供,但这种术式复发率较低,所以过去被广泛应用。如果因水肿或纤维化导致关闭肠壁切口有困难,可以将盲肠与腹膜壁层缝合在一起后,再插入盲肠造口管。尽管如此,Mariani 等认为肠段切除术更加安全。如果盲肠非常脆弱,且存在脓肿,可以外置盲肠,而不是尝试盲肠造口术。

(3)肠段切除术:在急诊开腹术的患者中,通常会见到有邻近盲肠的炎性组织团块,合并粘连的网膜、小肠或右侧卵巢和输卵管。或者,炎性憩室可能与腰肌或侧腹膜相连,甚至出现明显的脓肿,如果破裂,会导致局限性腹膜炎。Wagner 等统计,从 1961 开始行手术治疗的 299 例右半结肠憩室病患者,最多见的手术方式为右半结肠切除术,这主要与外科医师对该疾病了解不多,不能排除肿瘤或者炎症性肠病有关。术前常常诊断为阑尾炎,术中探查发现盲肠包块,无法排除肿瘤或者克罗恩病的可能,遂扩大手术切口,行右半结肠切除术。右半结肠和左半结肠憩室病并发的患者可能需要行全结肠切除术和回肠-直肠吻合术,Wong 等在 1997 年运用这种手术方法对 78 例患者中的 19 例进行了治疗。

如对诊断存在疑虑,可以行分段切除术。手术操作一般较易:游离盲肠,切除下端 2 cm 的回肠,行回肠盲肠吻合术,当肠管口径相差较大时,则关闭回肠末端,行端侧吻合术,恢复肠道连续性。绝大部分专家均认为,在急诊手术中,没有必要因盲肠炎型团块而游离整个右半结肠和脾曲。

分期手术有两种选择,一种是 Hartmann 式远端缝闭,近端结肠造口,二期再行吻合。在因弥漫性化脓性腹膜炎或弥散性粪性腹膜炎而行切除手术时,一般适用这一术式。另一种是一期吻合,近端结肠造口或回肠造口术,一般适用于非弥漫性化脓性腹膜炎或弥散性粪性腹膜炎手术不宜一期吻合者。近年来之所以热衷于一期吻合,主要原因在于弥漫性腹膜炎施行 Hartmann 术后,二期重建肠道连续性较为困难。对右侧结肠憩室炎的手术仍有分歧,按 Schmit 等的意见,如能排除癌肿,局限性结肠切除已足够,如癌肿不能排除或肠活力有疑问,应作右半结肠切除术。但 Fischer 和 Farkas 认为,急性憩室炎伴局限性蜂窝织炎的患者,只要能排除癌肿,不用切除,术后应用抗生素就可治愈。

六、预后

影响预后的因素主要包括年龄、早期症状复发、腹腔脓肿、泌尿系感染症状和粪性腹膜炎,这些因素能够增加患者的术后病死率。术前应用类固醇或非类固醇类抗炎药,会增加瘘、脓肿以及腹膜炎的发病率,类固醇还可增加结肠穿孔和出血的危险,合并克罗恩病的患者预后也较差。

第二节 孤立性直肠溃疡综合征

孤立性直肠溃疡综合征是一种以直肠慢性、非特异性炎性溃疡为特征的临床综合征。1937 年,Lloy-Davis 首先将该病命名为"孤立性直肠溃疡综合征"。Madigan 于 1969 年对本病作了较详细的描述。该病的溃疡多位于直肠中段,如病变为高位孤立性直肠溃疡,常为多发。故孤立性直肠溃疡这一说法不很确切。该病临床表现为排粪困难,肛门下坠感,黏液便或血便。症状与溃疡性结肠炎或直肠绒毛状腺瘤等相似,少有特征性症状,容易误诊。

一、病因

孤立性直肠溃疡综合征的病因不明确,慢性便秘和粪便梗阻可能在其发病中起作用。有研究人员认为,孤立性直肠溃疡综合征本质上是与直肠脱垂或更具体的直肠脱垂前期相关的炎性表现。病因及临床表现的理论各异。概括起来,孤立性直肠溃疡综合征的病因可能与下列因素有关:

(一)损伤

如直肠脱垂或慢性便秘患者,常需用手复位脱垂的直肠,或用手指抠出粪块,不仅会造成直接的直肠损伤外,还容易导致炎症反应,形成溃疡及纤维化。

(二)缺血脱垂

黏膜顶端常嵌顿于肛管上端,加上外括约肌的强力收缩,使黏膜受压缺血,容易形成溃疡。

(三)耻骨直肠肌的痉挛收缩

使患者产生便意感,为将粪便排出,患者长期持续用力排便,直肠内压力增高,直肠黏膜血循受到影响,以及粪便对黏膜的创伤、感染也是导致孤立性直肠溃疡的原因之一。

二、临床表现

青壮年多见,男女发病率差别不大。患者常有便秘、腹泻、黏液便、里急后重、直肠出血及短暂的直肠疼痛,如长期反复便血,可出现贫血貌。并且多有黏液便及经常有黏液污染内裤。多数患者还有排粪困难,肛门有阻塞感或便排不尽感,排便时间延长及用力摒便,或用手指插入直肠以助排便。有的患者还表现为会阴部及骶尾部隐痛或坠胀不适。少数患者还有腹泻或肛门失禁。

Martin 等综合 51 例患者的症状,其中直肠出血占 98%,黏液便 96%,93%具有短暂的直肠疼痛,大约一半的患者有便秘,3 例有严重出血需要输血。在克利夫兰医疗中心,这类患者的主要症状是直肠出血(84%)和肠道功能紊乱(56%)。患者的症状常常持续很长时间,有时甚至长达 5 年以上。

三、组织病理学特点

孤立性直肠溃疡综合征,其溃疡多位于直肠前壁脱垂黏膜的顶端,溃疡多为单个,偶有多个;呈圆形或卵圆形或不规则形;溃疡大小不等,多数直径在 2 cm,大的直径可达 5 cm。镜下可以用一些特征性的征象去区分孤立性直肠溃疡和其他损伤。其炎性变化主要包括固有层被大量垂直于黏膜肌层分布的成纤维细胞替代,可突向肠腔;腺上皮细胞变性、坏死或增生反应,黏膜下可见异位腺体。隐窝缩小,黏蛋白增多;黏膜肥厚,黏膜下层有炎细胞浸润。电镜的变化可见固有层中胶原沉积物密度增大,以及大量的成纤维细胞。

四、诊断

诊断主要依靠症状、内镜表现和组织活检。由于本病表现出的临床症状常与直肠脱垂、出口处梗阻型便秘,以及直肠腺瘤和溃疡性直肠炎等相似,容易误诊。诊断本病常需与以下临床检查相结合。

(一)直肠指检

在直肠下段前壁可扪及增厚并可推动的黏膜,有触痛,有的变硬呈结节状,易误诊为息肉或癌。偶可在直肠下端扪及环形狭窄,指套可带黏液及血。

(二)内镜检查

典型表现为一个边缘充血,中间有硬结的溃疡,有时可看到外周的增生性改变。溃疡多呈圆形或卵圆形,或一线形,较表浅,边界清楚,基底部覆盖灰白色坏死物,溃疡直径多为数毫米至 2 cm,大的可达 3 cm×5 cm。溃疡边缘有轻度充血、水肿等炎症反应,溃疡距肛缘 3～15 cm,多在 7～10 cm 处,高位少见;70%位于前壁,20%位于后壁。溃疡发生在脱垂黏膜瓣的顶端,70%为单个,30%为多个,高位溃疡常为多个。经直肠超声检查少数患者显示直肠壁增厚。Van Outryve 等对 15 例患者应用直肠内线性探头进行检查,仅 2 例显示直肠壁肥厚,11 例用力时显示耻骨直肠肌松弛障碍。他们认为肌层肥厚是直肠壁长期负荷的结果。其最终易引起直肠溃疡。耻骨直肠肌松弛障碍是引起该病发展的重要因素。St.Mark 医院对 20 例孤立性直肠溃疡综合征的患者行经肛管超声内镜成像检查,发现 13 例患者的肛门内括约肌异常增厚。检查者认为,超声内镜成像阳性的患者在排便造影时更容易发现阳性的结果,故认为该检查阳性时有预示孤立性直肠溃疡综合征的作用。

(三)钡灌肠检查

可见直肠黏膜呈颗粒状,直肠瓣增厚等。

(四)排粪造影

可以明确直肠内脱垂,耻骨直肠肌反常收缩,以及溃疡的位置和大小,对诊断有较大意义。

(五)肛管直肠功能测定

肛管静息压正常,但收缩压下降。盆底肌电图测定多有耻骨直肠肌反常收缩。

(六)活检

可以证实本病,并可除外溃疡性结肠炎、克罗恩病、直肠绒毛状腺瘤及直肠癌。

五、治疗

治疗的目的是消除或者改善症状。治疗方式的选择主要取决于症状的严重程度和是否存在直肠脱垂。无症状的患者除了改变生活习惯外,不需要治疗。患者的健康教育和内科保守、分步、个体化治疗是最可能成功的。常用的治疗方法有膳食和生活方式改变、药物治疗、局部治疗、生物反馈和外科治疗。

(一)膳食和生活方式的改变

健康教育和生活方式的改变仍然是治疗的基础,一旦诊断确立,应指导患者高纤维饮食和使用容积性泻药以避免排便费力和肛门指状突出,强调排便训练,缩短排便时间。饮食和行为的改变对症状轻微、中等者及没有黏膜脱垂的患者是有效的。高纤维膳食(30～40 g/d)和避免排便费力能使70%的患者症状消失、溃疡愈合,溃疡愈合的平均时间接近11个月。

(二)生物反馈治疗

生物反馈治疗是通过改变消化道的自主神经的传输通路来改善症状。生物反馈包括鼓励患者使用腹肌产生推力以有效排便,建议患者养成正确的排便动作及排便习惯,包括:限制便意频繁患者如厕次数、提高便意稀少患者如厕次数,并设定排便时间及体位,尽量减少使用或不用缓泻剂、灌肠及栓剂等。研究表明,生物反馈对大多数患者有效,患者的临床症状也得到不同程度改善,溃疡面积不同程度缩小,部分患者溃疡可以完全愈合。

(三)药物治疗

迄今为止,尚没有特效的药物。治疗炎症性肠病中的有效药物被用来治疗孤立性直肠溃疡综合征,效果不甚理想。如柳氮磺胺吡啶不管是口服或者灌肠,效果都不令人满意。皮质激素灌肠治疗,多数患者没有反应。在对局部应用硫糖铝的评价中,总的缓解率为82%,65%内镜检查提示溃疡愈合,24%的患者症状明显改善,尽管溃疡愈合,但损伤的组织学没有改变。

(四)内镜下治疗

首次报道使用氩离子凝技术(APC)治疗的是 Stoppino 等,在对1例巨大溃疡并反复出血、继发贫血伴会阴部疼痛3年的老年患者治疗了4个疗程,1个疗程后患者出血停止,4个疗程后溃疡缩小、疼痛消失,9个月后随访,内镜下溃疡愈合。Somani 等对12例合并出血的患者使用 APC 治疗,出血全部得到控制,并观察到75%的患者溃疡愈合,25%的患者溃疡面积较前缩小50%。

(五)手术治疗

主要治疗该病的病因,如直肠内脱垂,采用直肠固定术有较好的疗效。Ripstein术式是传统的经腹直肠固定术,要求充分游离直肠达尾骨尖水平,提起直肠并固定于骶骨前。固定可采用直接缝合完成,或用人工条状材料,两端分别缝合于骶骨岬和下段直肠壁,提起直肠并供支持,手术中通常附加盆底腹膜整形,手术后肛门括约肌功能也能得以恢复。直肠固定术手术安全,死亡率低,术后虽有一定的复发率,仍为多数学者所倡用。结肠造口术有时会被用于治疗该综合征和并发症,如用于治疗直肠大量出血。经肛门局部单纯行溃疡切除疗效差。该病如不治疗,溃疡可达数年不愈,长者10年未愈,但未有癌变报道。

近年来,陆续有腹腔镜下直肠固定术治疗的报道,近期疗效令人满意。

第三节 肠 白 塞 病

白塞病是一种原因不明的、以细小血管炎为病理基础的系统性疾病。该病最早在1937年由土耳其皮肤科医师提出,其具有一定的遗传因素,病情呈反复发作和缓解的交替过程。主要临床表现为复发性口腔溃疡、生殖器溃疡、眼炎及皮肤损害,也被称为"口-眼-生殖器综合征"。除此之外,该病还可累及血管、神经系统、消化道、关节以及肺、肾、附睾等器官。大部分白塞病患者预后良好,眼、中枢神经及大血管受累者预后不佳。本病在东亚、中亚和地中海地区发病率较高,被称为丝绸之路病。白塞病合并胃肠道病变又称为肠白塞病,是白塞病的特殊类型。

一、病因和发病机制

肠白塞病的病因及发病机制尚不明确,但目前认为与感染、遗传、环境和免疫学异常等因素有关。

(一)感染因素

1.病毒

慢性病毒感染引起的自身免疫异常可能与该病的发生有关。有研究发现,患者血清中抗单纯疱疹病毒(HSV)-1抗体滴度升高,而HSV-1可通过影响CD4淋巴细胞导致免疫异常。

2.链球菌

患者血清中抗链球菌抗体滴度升高,特别是溶血性链球菌,以其菌体成分进行皮内试验及巨噬细胞游走抑制试验均可得到阳性结果。而链球菌的65×10^3热休克蛋白试验能引起皮肤超敏反应和系统性症状。这些研究主要集中在东亚地区,在国际研究领域中尚未得到统一的认识。

3.结核分枝杆菌

早在1964年我国学者就曾提出该病的发生与结核分枝杆菌感染有关,认为在白塞病初发损害前就有结核分枝杆菌感染病史。白塞病患者OT(1：10 000)试验大多为强阳性;抗结核治疗对白塞病的相关损害有明显的治疗作用。因而认为,该病是结核分枝杆菌的一种过敏性反应表现。

(二)遗传因素

肠白塞病的发病具有显著的地区分布性,在亚洲东部、中东和地中海沿岸地区发病率较高,因而该病又被称为"丝绸之路病"。从世界范围的发病率(80~370/10万)显示:土耳其(80~370)、伊朗(16.7)、中国(14)、日本(13.5)。而欧美地区的发病率则较低,德国(4.2~5.5)、美国(1.2~3.3)、芬兰(0.27);在该病的德国患者中,也以土耳其移民居多,但低于土耳其本土发病率。同时,在美国的日本移民中该病也极为罕见。从地域发病率的差异难以得出该病的发生与种族或遗传有明确的关系。但该病具有家族聚集现象,且屡被报道。患者可见于第二、三代,甚至四代中,且以男性居多。有研究显示本病的某些 *HLA* 基因频率显著升高,如I类基因中的 B5,其阳性率可达 67%~88%。日本学者曾报告 *DQ-B*10303与葡萄膜炎有关,并提示预后不良,而 *DR*11 和 *DQ-B*1 在 *B*5 阳性患者中出现的频率更高。因而 HLA 抗原不仅有一定诊断意义,而且在临床分型及预后评估上亦有一定价值。至于该病的遗传方式以及是否与常染色体隐性遗传相关等问题尚无明确定论,有待于进一步研究。

(三)环境因素

日本学者曾报道,患者病变组织如血管内皮细胞、巨噬细胞、腓肠神经、血清及眼房水中多种元素含量均升高,如有机磷、有机氯及铜离子。并认为这可能与农药或含铜的杀虫剂等相关。该学者于1983年报道48例本病患者采用极谱分析技术测定血清铜和铜元素含量,结果显示,铜元素和血清铜均显著高于正常人,且与疾病活动度呈显著正相关。

(四)免疫因素

患者血清中存在抗口腔黏膜抗体和抗动脉壁抗体,且在疾病活动期抗口腔黏膜抗体滴度往往进一步升高。除此之外,患者血清中存在免疫复合物,其阳性率可高达 60%,并与病情活动有关。除 IgA、IgG 和 IgM 轻度升高外,部分患者血清中还可检测出 IgE 升高。免疫荧光检查可发现患者血管壁,特别是细静脉壁内存在 IgM、IgG、CIC 和 C_3。体外培养可发现患者的淋巴细胞对口腔黏膜上皮细胞具有细胞毒作用。T 细胞和 T 辅助细胞值均降低；IL-2 和 NK 细胞活性均明显低于正常人；结节性红斑样损害中的浸润细胞主要是 T 细胞和 NK 细胞，组织内的 NK 细胞和 T 细胞活化与患者血清 γ 干扰素水平高低有关；疾病活动期 NK 细胞活性降低可能是由于血清 γ 干扰素水平降低所致。本病的发生与 T 细胞及 γ 干扰素等细胞因子密切相关，但具体机制尚有待于进一步研究。

总之，该病的发病机制不甚明确，可能是多种因素相互作用的结果。易感基因人群在受到链球菌或分枝杆菌等微生物感染后，通过微生物 HSP 致敏 T 细胞，使其活化并产生 TNF、IL-8 等细胞因子，刺激中性粒细胞使其趋化性增加，游走及吞噬能力增强，并产生系统性炎性改变。

二、病理

该病的基本病变为可累及毛细血管、细小静脉及少数细动脉的血管炎。血管各层病变程度不一，一般是内皮细胞肿胀和增生，以及管壁水肿，少许嗜伊红物质沉积，肌层分离，管壁增厚，管腔狭窄，但血栓形成者少。细动脉内膜下纤维性增生而内膜层增厚。滋养血管亦可呈现上述病变。管壁及周围组织内以淋巴细胞浸润为主，伴红细胞外溢及中性粒细胞渗出，在皮肤组织中见中性粒细胞聚集。毛囊炎损害是以毛囊周围炎伴脓疱形成为特点。消化道损害主要以溃疡为主，可深达黏膜肌层，严重者可穿透消化道全层。病理上把白塞病肠溃疡分为坏死型、肉芽肿型，以及混合型。坏死型为急性、亚急性病变，肉芽肿型为慢性病变，混合型介于两者之间。镜下可见肠黏膜水肿，黏膜固有层和黏膜下组织内的肠淋巴管扩张。肠血管病变为伴随溃疡出现的血管炎性变化，主要表现为血管内膜肥厚。以黏膜下组织的血管，特别是静脉为明显。这种血管的病变与溃疡大小无关，受时间推移的影响，急性期溃疡（坏死型）的血管病变比慢性期溃疡（肉芽肿型）血管炎性病变为轻。溃疡越深，血管病变越明显。而无溃疡的肠黏膜，多见不到明显血管炎性变化。这种血管病变与肺结核、克罗恩病、溃疡性结肠炎的血管病变基本上无太大差异。

三、临床表现

发病年龄多为 16～40 岁的青壮年时期。国内一项纳入 1994—2004 年间的 1996 例患者的荟萃分析显示，我国白塞病的男女比例为 1.34∶1，发病年龄为 33.8±12.2 岁。男性患者血管、神经系统及眼受累较女性常见，且病情较重。发病有急性和慢性两型，急性者较为少见，症状较重，多在几天至几个月内多部位先后或同时发病。大多数患者为慢性起病，病程呈现缓解与复发相交替的特点，常见受累顺序为：口腔→皮肤→眼(或其他器官,如胃肠道)。肠白塞病患者应有白塞病的一般性表现,除此之外合并有消化道症状。亦有少数患者以消化道症状为首发表现。

(一)一般症状

多数患者症状较为轻微或仅有乏力不适、头痛头晕、食欲缺乏或体重减轻等。在急性型或慢性型急性加重期时,患者可有发热或以上症状加重。

(二)口腔溃疡

典型的表现为复发性口腔阿弗他溃疡,每年发作数次,发作期间在颊黏膜、舌缘和唇软腭等处出现多个痛性红色小结继以溃疡形成,溃疡直径一般为2～3 mm,有的以疱疹起病,7～14天后自行消退不留痕迹,亦有少数持续数周不愈,最后遗有瘢痕。有些患者溃疡此起彼伏,较为顽固。95％以上的患者会在病程中出现口腔溃疡,以此为首发症状者约占70％。因而复发性口腔溃疡被认为是诊断本病的必需症状。

(三)皮肤损害

为本病的常见症状之一,发生率仅次于口腔溃疡,占60％～95％。大多见于黏膜损害之后,仅少数可为初发表现。皮损可为丘疹、水泡、脓疱、毛囊炎、痤疮、疖、脓肿、结节性红斑和多形红斑等多种形式。其中结节性红斑是最多见的一种皮损。出现较早,并可见于全病程中。皮肤损害主要见于下肢,特别是小腿伸侧,偶尔在躯干和头面部。一般约为蚕豆大小,中等硬度,呈肤色、淡红色、鲜红色或紫红色。通常为几个至十余个不等,无规律地散在分布。大多数单个损害约1个月消退,留轻度色素沉着斑,无皮肤凹陷现象,少数可形成溃疡。新的损害又在其他部位发生,因而在同一患者身上可观察到不同大小、深浅、颜色和病期的损害。新发皮下结节周围可有1～1.5 cm宽的鲜红色晕围绕,称为红晕现象。另外值得一提的是,白塞病患者的皮肤对轻微外伤的反应性增加,因而在皮肤损伤部位可引起炎性反应。临床上常用皮肤针刺反应辅助诊断白塞病。

(四)生殖器溃疡

发病率约为73.6％,除可见于龟头、阴道、阴唇和尿道口等黏膜外,阴囊、阴茎、肛周和会阴等处的皮肤亦可发生。一般比口腔溃疡深大,数目少,疼痛较为剧烈,愈合缓慢,但发作次数少,两次发作间隔时间较长,有时甚至几年才发作一次。少数患者可见阴囊静脉坏死破裂出血和阴道内溃疡大出血及尿道-阴道瘘等情况。

（五）消化道损害

发病率为 8.4％～27.5％，消化道症状一般在首发症状出现后 4 年左右出现，并无特异性。功能障碍表现以腹痛最为常见，可占 90％以上，其次为腹泻、消化道出血、腹部包块、不全性肠梗阻等，临床上可见以胃肠道穿孔或肛周病变为首发病者。该病可以累及自食管至肛门的消化道任何部位，以回盲部最为多见。依据病变部位的不同可引发相应的临床表现，如累及食管可导致胸骨后疼痛及吞咽困难；如回盲部受累则主要表现为右下腹痛。病程中部分患者会出现一系列并发症，如消化道出血、穿孔、腹膜炎、瘘管形成等，其中肠梗阻为肠白塞病最为常见的并发症，如不积极治疗可导致严重后果。

（六）其他系统性症状

关节疼痛较为常见，少数有关节肿，以膝关节受累多见。部分患者在疾病活动时出现发热，以低热多见，时有高热，可有乏力、肌痛、头晕等症状。部分患者因局部血管炎引起内脏病变。大动脉受累时可出现狭窄或形成动脉瘤。肺血管受累则表现为咯血、气短、肺栓塞等症状。神经系统可出现脑膜脑炎、脑干损害、良性颅内高压、脊髓损害和周围神经病变。

四、诊断

诊断肠白塞病首先应当诊断白塞病，在白塞病诊断明确的基础上，如患者合并有消化道症状且被影像学检查所证实则可获得肠白塞病的诊断。

（一）白塞病的诊断

白塞病目前较常用的诊断标准系 1990 年国际白塞病研究组所提出的标准：①复发性口腔阿弗他溃疡：包括轻型小溃疡、较重大溃疡或疱疹样溃疡，一年内至少发作 3 次。②复发性生殖器溃疡或瘢痕（尤其是男性）。③眼损害：前葡萄膜炎，后葡萄膜炎，裂隙灯检查时发现玻璃体浑浊或视网膜血管炎。④皮肤损害：结节性红斑，假性毛囊炎，脓性丘疹，青春期后出现痤疮样结节（排除药物所致）。⑤针刺反应阳性：用 20～22 号无菌针头在前臂屈面中部斜行刺入约 0.5 cm，沿纵向稍作捻转后退出，24～48 小时后局部出现直径≥2 mm 的毛囊炎样小红点或者脓疱疹样改变为阳性。患者在接受静脉穿刺、肌内注射或皮内注射后亦可产生针刺反应。针刺反应是本病目前唯一的特异性较强的试验。诊断白塞病必须具有复发性口腔溃疡，并至少伴有其余 4 项中的 2 项以上。但仍需排除其他疾病。白塞病无特异血清学检查。有时有轻度球蛋白升高，血沉轻、中度增快,C反应蛋白升高且与疾病活动相关。约40%抗PPD抗体增高。白细胞抗原HLAB5可阳性。

(二)肠白塞病的诊断

在患者白塞病诊断明确的情况下如出现腹痛、腹泻等胃肠道症状应考虑肠白塞病,但要进一步行影像学检查以明确诊断。肠道病变的诊断主要依靠内镜和消化道造影检查。内镜检查:①结肠镜:白塞病的肠管溃疡好发于回盲部,结肠镜检查应为首选,溃疡多发生于肠系膜附着的对侧,呈圆形、小而深的溃疡,有多发及穿孔的倾向。②小肠镜:对发现小肠溃疡有帮助,小肠溃疡和结直肠溃疡的外观形态不同,小肠溃疡小而深,常多发,黏膜向溃疡集中,溃疡的周边隆起不明显,溃疡为边缘非常清楚的圆形凿出样的急性溃疡,在溃疡底部不附有白苔,大多在2cm以下,亦有直径大到2~3cm者;内镜可见对向溃疡中心部的黏膜明显集中,溃疡周边形成明显隆起,为环堤状。消化道造影检查:可在回盲部发现黏膜集中的溃疡龛影;病变部肠管的黏膜可出现狭窄以及小肠和结肠的张力增加等。

对于少数患者最初以肠道溃疡起病,往往难以与溃疡性结肠炎、克罗恩病等鉴别,应当详细询问病史,努力寻找系统性病变。

五、鉴别诊断

临床出现口、眼、生殖器损害及胃肠道症状时应考虑本病,但需与其他疾病相鉴别。特别是炎症性肠病与该病具有诸多类似临床表现。炎症性肠病亦可出现复发性口腔溃疡、结节性红斑、眼葡萄膜炎及关节疼痛等表现。鉴别应注意以下要点:皮肤针刺反应是白塞病较为特异性表现,炎症性肠病患者针刺反应试验多阴性;炎症性肠病患者多无生殖器损害的表现,而白塞病的生殖器溃疡发生率约为73.6%;炎症性肠病组织学检查多见肉芽肿样损害,而白塞病的基本病理学表现为血管炎。

六、治疗

由于该病的病因及发病机制并不明确,临床表现种类繁多,且同一疗法对不同部位损害疗效反应可能不一致,所以治疗方法选择宜个体化、多样化。治疗目的在于控制现有症状、防治重要脏器损害,减缓疾病进展。

(一)一般治疗

在活动期,应限制活动,充分休息,给予流质饮食,待病情好转后改为富营养少渣饮食。对于剧烈腹痛和便血的急性期,要绝对安静,给予肠外营养或肠内营养。注意纠正水、电解质紊乱,严重贫血者可输血,低蛋白血症者适当补充人血清蛋白。抗生素治疗对一般病例并无指征。但对重症有继发感染者,应积极抗菌治疗,给予广谱抗生素,静脉给药,合用甲硝唑对厌氧菌感染有效。

(二)药物治疗

肠白塞病没有特异性的药物治疗。

1.氨基水杨酸制剂

柳氮磺吡啶(SASP)是治疗本病的常用药物。文献报道大多数患者单用柳氮磺吡啶可控制症状。该药口服后大部分到达结肠,经肠菌分解为美沙拉嗪(5-氨基水杨酸)与磺胺吡啶,前者是主要有效成分,滞留在结肠内与肠上皮接触而发挥抗炎作用。作用机制可能是,通过影响花生四烯酸代谢的一个或多个步骤抑制前列腺素合成,清除氧自由基而减轻炎症反应以及抑制免疫细胞的免疫反应。用药方法:4 g/d,分 4 次口服;用药 3~4 周症状缓解后可逐渐减量,然后改为维持量 2 g/d,分次口服,维持 3 个月至 1 年。不良反应为两类,一是剂量相关不良反应,如恶心、呕吐、食欲减退、头痛、可逆性男性不育等,餐后服药可减轻消化道不良反应。另一类不良反应属于过敏,有皮疹、粒细胞减少、自身免疫性溶血、再生障碍性贫血等。因此,服药期间必须定期复查血象,一旦出现此类不良反应应改用其他药物。近年来,多采用 5-ASA 的特殊制剂,如采用高分子材料膜包裹 5-ASA 微粒制成的缓释片或控释片,使能到达远端回肠和结肠发挥药效,此类制剂统称为美沙拉嗪(mesalazine),这类制剂在结肠内经细菌作用打断偶氮键释出5-ASA。5-ASA 新型制剂疗效与柳氮磺吡啶相仿,不良反应明显减少,但价格较柳氮磺胺吡啶贵,适用于对柳氮磺吡啶不能耐受者。

2.激素

糖皮质激素一般在炎症明显时或对氨基水杨酸制剂疗效不佳者使用。基本作用机制为非特异性抗炎和抑制免疫反应。一般在急性期,泼尼松口服,(40~60)mg/d,炎性控制后逐渐减量到(10~15)mg/d,注意减药速度不要太快,以防反跳,减量期间加用氨基水杨酸制剂逐渐接替糖皮质激素治疗。长期使用对出现眼症者会促使其恶化。

3.免疫抑制药

免疫抑制药适用于对激素治疗效果不佳或对激素依赖的慢性活动性病例,加用这类药物后可逐渐减少激素用量甚至停用,可选择以下免疫抑制药中的一种:环磷酰胺每天50~100 mg,硫唑嘌呤 50~100 mg 或巯嘌呤 30~50 mg,使用时要注意其不良反应。

4.沙利度胺

用于治疗严重的口腔、生殖器溃疡。宜从小剂量开始,逐渐增加至 50 mg,每天 3 次。妊娠妇女禁用,以免引起胎儿畸形,另外有引起神经轴索变性的不良反应。

5.其他药物

眼症出现时可应用秋水仙碱每天 0.5～1.0 mg,口腔溃疡可使用糖皮质激素软膏涂布,此外还可以试用左旋咪唑、转移因子等,临床评价不一。近年来,国外学者尝试采用 TNF 单抗治疗该病,取得了良好的疗效。对常规治疗效果不佳的患者可考虑采用生物制剂治疗。

(三)手术治疗

发生肠穿孔以及内科无法控制的大出血等情况应紧急手术,腹痛明显、腹部扪及包块以及溃疡较深,通过内科保守治疗无效者也主张手术切除。由于本病术后并发症较多,术后复发率亦高,因而适应证的掌握应该慎重,一般不提倡常规手术治疗。手术一般为回盲部切除或右半结肠切除,切除范围应包括病变周围较大范围的正常组织,术后复发多在回肠侧,因而有人提出回肠的切除应该充分。由于病灶可呈跳跃性分布,术中必须全面探查,特别是术中肠镜可全面观察肠道并完整切除病变,一定程度上可减少术后复发。

七、预后

本病一般呈慢性,多数预后较好。缓解与复发可持续数周或数年,甚至长达数十年。急性起病或反复肠溃疡、出血、穿孔以及合并感染等情况预后不良,病死率约 10%。

八、小结

虽然目前国内尚缺乏近几年的肠白塞病发病率的流行病学研究,但就有学者所在的炎症性肠病治疗中心看,近 5 年每年的就诊人数都在增加。这可能与环境污染、不良生活饮食方式、精神心理等因素都有关。培养良好的生活习惯,健康饮食,加强锻炼有益于减少该病的发生。有学者认为,该病的临床诊疗中有两点需要重视。首先,获得明确的诊断是系统化治疗的基础。但肠白塞病的诊断有时较为困难,特别是对于那些系统性症状较为轻微而胃肠道表现较为突出的患者。当影像学检查发现有肠道溃疡或狭窄等情况时,往往难以与炎症性肠病相鉴别。该病的病理改变及肠道溃疡改变特异性也不突出,因而全面准确地采集病史十分重要,努力寻找系统性损害的证据有助于正确诊断。肠白塞病的治疗多以对症支持治疗为主,如暂时无法获得诊断可采取"边治疗、边诊断"的方法。待获得明确诊断后再制订系统的治疗方案。手术无法治愈肠白塞病,且术后并发症较多。因而手术不是肠白塞病的首选治疗方案。但在必须接受手术治疗的情况下,有学者认为手术时机的选择十分关键。可采用肠内营养等方式改善患者全身状况,控制疾病使其趋于缓解后再行手术治疗有望减少术后并发症发生率。术后应当定期复查以监测疾病活动情况并及时调整治疗方案。

第四节　急性出血性结直肠炎

一、病因

急性出血性结直肠炎(acute hemorrhagic rectocolitis,HRC)是结直肠的急性炎性病变,起病急,相对于空肠或回肠病变,结直肠发病相对较少。目前确切病因及发病机制尚未明确,多数学者认为与细菌感染有关,以产 β 毒素的 C 型魏氏(Welchii)杆菌为主。通常肠道中的蛋白酶可使 β 毒素灭活。当长期营养不良、糖尿病或主食中缺乏蛋白质的个体食用受 C 型魏氏杆菌污染或变质的食物时,由于胰蛋白酶的减少,导致 β 毒素不能被灭活而发病。此外,肠道蛔虫也可分泌胰蛋白酶抑制物,使患蛔虫病患者也可发病。本病多见于夏秋季,新生儿、儿童及青少年发病较高,男性多于女性,经济不发达地区报告较多。

二、病理

病变多呈节段性、跳跃性发生,病变与病变之间可有分界明显的正常肠管,但严重时也可融合成片。受累肠管肠壁充血水肿,黏膜有炎性细胞浸润,可有广泛出血,坏死和溃疡形成,肠腔内可见暗红色血性液体和坏死组织。肌层还可见纤维断裂,玻璃样变及坏死。血管壁有纤维素样坏死,并常伴有血栓形成。肠壁肌神经丛细胞可有营养不良性改变。重者可向浆肌层发展累及肠壁全层。

除肠道病变外,亦可见肠系膜局部淋巴结肿大,肝脂肪变性,急性脾炎,间质性肺炎及肺水肿等。

三、临床表现

多数患者开始以急性腹痛为主,呈阵发性绞痛或持续性痛伴阵发加重,疼痛或可波及全腹部。随之有腹泻,多数为血水样或果酱样便。部分患者以血便为主要症状。此外,还可伴有发热、寒战、恶心呕吐等症状,严重者就诊时已呈中毒性休克状态。

体格检查可有不同程度的腹胀、腹肌紧张及压痛。当发生肠坏死或肠穿孔,可有明显腹膜炎征象。肠管充血水肿明显时腹部可触及包块。肠鸣音减弱或消失。

根据病变程度与病情发展的速度,临床可分为以下四型。

(一)血便型

以便血为主要症状,出血量不一。也可有腹痛、发热等其他症状。

(二)中毒性休克型

有高热、寒战、嗜睡、谵妄、休克等表现。

(三)腹膜炎型

受累肠管有坏死或穿孔,表现为腹痛、恶心呕吐、腹胀及腹膜炎的征象,腹腔内有血性液体,重者可出现休克。

(四)肠梗阻型

有腹胀、腹痛,频繁呕吐,肛门停止排便排气等症状,肠鸣音消失,腹部可见肠型。

四、诊断

根据患者症状,结合不洁饮食史,突发腹痛、腹泻、便血,伴发热,或突然腹痛后出现休克症状,应考虑本病的可能。

(一)实验室检查

1.血常规

白细胞增多,以中性粒细胞增多为主。红细胞及血红蛋白常降低。

2.粪便检查

外观鲜红或暗红色,隐血试验强阳性。镜下可见大量红细胞。

3.粪便培养

多无细菌生长,少数可培养出梭状芽孢杆菌、大肠埃希菌、变形杆菌等。魏氏杆菌需做厌氧菌培养。

(二)X线检查

腹部立位X线片可见肠腔内多个细小液平面,肠穿孔者可见气腹征象,肠坏死时可见不规则的致密阴影团。一般禁钡灌肠检查,以免诱发肠穿孔。

(三)结肠镜检查

可见肠腔内有大量新鲜血液,但未见明显出血病灶。

五、鉴别诊断

本病需与活动期克罗恩病、溃疡性结肠炎、绞窄性肠梗阻等相鉴别。

六、治疗

本病应以非手术治疗为主。早期联合使用抗生素,纠正水、电解质及酸碱紊乱,积极防治中毒性休克及其他全身并发症。

(一)一般治疗

腹痛、发热、便血应卧床休息,有肠梗阻者应禁食。

(二)纠正水、电解质及酸碱紊乱

患者失水、失钠、失钾等较常见,可给予输液补充。如失血量较大,可少量多次输血。

(三)改善休克

补充有效循环血容量,可适当输入血浆或清蛋白等胶体,预防脓毒症、中毒性休克的发生。

(四)抗生素

应用广谱抗生素,甲硝唑等以控制肠道细菌特别是厌氧菌的生长。

(五)应用全肠外营养

对于重症及严重贫血、营养不良的患者,可给予全肠外营养(total parenteral nutrition,TPN),在提供营养的同时可使肠道得到休息,患者恢复进食后可辅以肠内营养。

当非手术治疗不能缓解,患者全身中毒症状持续加重,或有明显腹膜炎表现者则需要手术治疗,具体手术指征为:①肠道大量出血,非手术治疗病情仍无法控制。②因肠坏死或肠穿孔有腹膜刺激征象。③肠梗阻、肠麻痹。④急腹症,诊断未能确定。

经剖腹探查后,可有以下手术方式:①如有肠坏死、肠穿孔,病变局限者可行肠管部分切除,患者全身状况和肠管条件满意时可做肠吻合或穿孔修补术,患者全身状况或肠管条件不佳者应做肠造口术。②如无肠坏死及穿孔,可于肠系膜根部注射普鲁卡因等血管解痉药进行封闭,改善肠管血供。

第五节 肠气囊肿

肠气囊肿又称为肠气肿,囊性淋巴积气症、肠壁囊样积气症等,其主要病理特征为小肠、结肠的黏膜或浆膜下有众多充气性囊肿,亦可见于肠系膜、肝胃韧带、大网膜及其他部位,但很少侵犯到肌肉组织。该病临床较为少见,文献统计发病率约为 0.03%,男女发病率大致相同,也无明显年龄分布特征。该病最早在 1739 年由 DuVernoi 描述,1825 年由 Mayer 命名,Hahn 于 1899 年第一次在活体上发现。

一、病因及发病机制

本病的病因及发病机制目前尚未完全明了,较为普遍接受的有如下几种学说。

(一)机械学说

即气体经过破损的胃肠道黏膜进入肠壁,沿着组织间隙扩散至小肠、结肠黏膜或浆膜下,导致肠气囊肿的发生。有学者认为胃肠道梗阻、肠道炎症、肠道肿瘤、系统硬化症、上下消化道内镜检查、消化性溃疡、哮喘、剧烈咳嗽均可能是导致肠气囊肿发生的病因。机械学说能够部分支持肠气囊肿的临床表现、实验室检查和病理结果,Keyting 也做过大量动物和人体试验证实该学说,但胃肠道黏膜破损的病变非常多,而肠气囊肿的发病率却非常低,且极少的患者伴有纵隔气肿,是该学说无法解释的。

(二)肺部学说

有学者考虑由破裂的肺泡逸出的气体进入纵隔,再沿肠系膜血管、主动脉等周围间隙进入肠系膜、肠道黏膜、浆膜、胃肠韧带等处从而致病。但很多肠气囊肿患者并未发现有肺部相关疾病。

(三)细菌学说

即感染学说,导致肠气囊肿的气体来源为肠道细菌代谢而产生。有学者从肠气囊肿模型大鼠中培养出产气荚膜梭状芽孢杆菌(*C.Perfringens*);而同样有报道将产气荚膜梭状芽孢杆菌注入动物体内,可以复制出肠气囊肿模型;新生儿细菌感染性疾病如假膜性肠炎、肠道憩室病、坏死性肠炎等,均可同时并发有肠气囊肿。但目前尚缺乏直接的证据来证实细菌感染与肠气囊肿有着直接的联系。

(四)营养和化学学说

即缺乏某些营养素或化学药物导致机体肠腔内酸性物质增多,促进细菌发酵产生大量气体,并可导致肠壁的通透性增加,从而导致 CO_2 等气体增加,最终导致肠气囊肿的发生。但该学说尚未能在人体中得到证实。

(五)免疫抑制学说

肾、肝、心、肺等脏器移植术后均有出现肠气囊肿的案例报道,系统性红斑狼疮和 AIDS 等免疫系统疾病,长期激素使用者中也发现伴有肠气囊肿。

(六)化学制品和药物

有研究发现,长期接触三氯乙烯,以及服用乳果糖也是肠气囊肿的可能病因或诱因。

以上几种学说均不能单独解释肠气囊肿的病因、发病机制及演变过程,普遍认为肠气囊肿是由多种原因共同作用所致的结果。

二、病理

大体:肠黏膜表面可见多个半球形或结节状突起,直径在 0.5～3 cm 之间,分布密集,表面较为光滑,呈淡粉色,病变部位肠壁增厚,肠道黏膜层、浆膜层甚至肌层均可见大小不一的气性囊腔。与病变部位相邻的正常肠道黏膜可见充血,糜烂或溃疡少见。

镜下:黏膜下层可见多个圆形空腔,形状、大小不一,可呈裂隙状,可见单个扁平细胞或多核异物巨细胞紧贴囊壁,囊周可见淋巴、单核及嗜酸性粒细胞浸润,偶可见增生的成纤维细胞。病变黏膜炎细胞浸润较为密集,可见充血、水肿,黏膜腺体分泌增多,气体黏膜上皮结构大多较完整,但有部分可出现变性、坏死。浆膜层肠气囊肿镜下表现与黏膜下相似,但炎细胞浸润较少。

三、临床表现

该病自身常无特殊症状,常以所伴随的疾病表现出的症状为主,如幽门梗阻、胃肠道溃疡、肠道炎性疾病、胃肠道肿瘤等。

(一)腹泻

最为常见,可达 8～10 次/天,粪便稀软或呈黏液水样便,偶可伴有血便。

(二)便血

多为泡沫状血便,常由隆起的病变部位黏膜稀薄易受损而导致出血。

(三)腹痛

多见于左季肋部或下腹部,疼痛性质较为轻微。

(四)其他症状

肠气囊肿患者还可出现腹胀、便秘、里急后重及体重下降等,若为广泛性病变,则可出现吸收不良综合征等。

四、诊断

因该病临床较为少见,且患者症状常不典型,故本病诊断较为困难。诊断主要依靠影像学检查。腹部 X 线检查辅助诊断意义较大,病变肠管边缘可见多个透亮的气囊影;胃肠造影检查更为清晰,可观察到病变部位肠管呈程度不等的僵直、狭窄,肠道黏膜紊乱变粗,可见数量不等的圆形充盈缺损。X 线特征性的改变有①气腹征:立位 X 线片可见两侧横膈下少量游离气体,膈穹隆抬高,内脏器官向中、下移位。②气泡征:上腹部可见圆形、卵圆形亦或半圆形气泡影,直径1.0~4.0 cm 不等,呈分散或成簇的沿着肠襻分布,可互相重叠。CT、MRI 可清晰地显示病变肠管黏膜、浆膜及系膜部位的气囊泡影,准确性较高,但易与脂肪瘤、肠息肉等疾病混淆。

纤维肠镜检查,尤其是结肠镜,辅助诊断价值较高,镜下典型表现为:肠黏膜可见多个半球形的隆起,质地光滑,透明或半透明,形似葡萄,分布无明显规律性,有弹性,夹破可见气泡,随后隆起塌陷或消失。超声内镜辅助诊断准确性高,典型表现为肠道黏膜或浆膜下可见较强、边界清楚的气体声影。腹腔镜对于位于小肠及系膜部位的病变也有着较重要的诊断意义。

五、鉴别诊断

(一)肠源性囊肿

该病好发于儿童,最常累及部位为远端回肠,常为单发肿物。

(二)肠道息肉和肠道肿瘤

X 线钡餐造影以及内镜检查有助于鉴别。息肉和肿瘤行钡剂检查的充盈缺损密度高于肠气囊肿,且充盈缺损的大小和形态并不会随钡剂的量而发生改变。内镜检查及活检可确诊。

(三)肠淋巴管瘤

手术探查时,外观上难以辨认,但淋巴管瘤囊内有液体可助鉴别。

六、治疗

(一)原发病因治疗

因该病多为继发性疾病,针对原发病因的治疗,如肠梗阻、肺气肿等,是治疗的关键。

(二)氧疗

连续高流量、高浓度的氧气或高压氧舱治疗常有效,但可复发。

(三)营养支持

给予充分的营养支持及适量 B 族维生素药物可缓解症状,疗效较好。

(四)药物治疗

甲硝唑等抗生素可抑制肠道细菌的生长和繁殖控制症状,缩短病程。

(五)内镜治疗

纤维内镜治疗具有创伤小、耐受性好、安全简便等优势,对于明确诊断和治疗均有重要的价值。

(六)手术治疗

对于严重感染导致肠气囊肿急性发作,伴有反复出血、肠梗阻、肠穿孔等并发症的患者,可考虑行外科手术治疗。

七、预后

继发性肠气囊肿的预后与原发性疾病治疗密切相关,手术治疗肠气囊肿预后良好,复发率较低。

第五章

肛周皮肤病

第一节　肛周瘙痒症

一、流行病学

肛周瘙痒症特指局限于肛周皮肤及会阴部,仅有瘙痒而无原发性皮肤损害,局限性神经机能障碍性的皮肤病。通常呈阵发性顽固性瘙痒。一般仅限于肛门周围皮肤,有时也可蔓延至前阴、后阴及阴囊部。在普通人群中的发生率为1％～5％,多见于20～40岁的青壮年,男多于女。习惯安静和不常运动的人多见。初发病患者常瘙痒,虽经搔抓可一时缓解瘙痒症状,伴以搔抓引起的血痂、皮肤肥厚、苔藓样变等皮肤损害,日久可形成瘙痒-不良刺激-更瘙痒的恶性循环,使局部症状更加严重。

二、病因、病理

(一)病因

肛门瘙痒症可分为原发性和继发性两大类。继发性瘙痒症通常可以查到明确病因。排除继发性,即为原发性瘙痒症,目前病因尚不明确。

引起继发性瘙痒症的病因。

1.肛门、直肠疾病

痔、直肠脱垂、肛瘘、肛裂、外痔、肛乳头肥大、肛管黏膜外翻、肛管绒毛状息肉、皮肤化脓性大汗腺炎。

2.感染

(1)病毒感染:单纯疱疹、尖锐湿疣(人乳头瘤病毒感染)。

(2)细菌感染:淋病、梅毒、结核病、红癣。

（3）真菌感染：白色念珠菌感染、皮肤癣菌。

（4）寄生虫感染：蛲虫病、阴虱、疥疮。

上述疾病病灶刺激，导致肛门周围分泌物增多及渗液，刺激皮肤发炎而引起瘙痒。

3.外科手术

如全结肠切除小肠肛管吻合术、手工小肠或结肠肛管吻合、经肛门直肠息肉切除、储袋成形手术等。导致肛门括约肌功能减弱和直肠阙如，导致肛门渗液及大便次数增多而引起肛门瘙痒。

4.接触性皮炎

肥皂、去污剂、漂白剂、香水、玻璃纤维、局部麻醉药。

5.原发性皮肤疾病

银屑癣、肛门湿疹、硬化性苔藓、单纯苔癣、扁平苔癣、黏膜白斑病、外阴鲍义病、乳腺外佩吉特病。

6.服用药物

石蜡油、秋水仙碱、奎尼丁、四环素、蛋白同化激素、红霉素。

7.系统性疾病

糖尿病、梗阻性黄疸、尿毒症。

8.变态反应

食用刺激性的食物（如辣椒、芥末、香料、浓茶和咖啡、烈性酒等）或特异性蛋白质食物（如海鲜、野生动物等）肛门瘙痒也有可能是由于卫生习惯不良，不及时清洗肛门会阴，隔裤搔抓摩擦，可使瘙痒加剧。着装不良，穿着窄小的衣裤，或穿质地不适的内裤如某些化纤织物或厚实而粗糙者，使臀围汗液不易散发及摩擦也可诱发肛门瘙痒。见于儿童的肛门瘙痒以蛲虫病患者居多，雌性蛲虫蠕出肛门排卵，形成机械刺激引起肛门瘙痒。

（二）发病机制

目前不明确，一般认为是表皮内游离的神经末梢受物理化学的因素刺激，导致局部组织胺激肽等化学介质释放，作用于神经末梢，产生痒觉。

三、临床表现与诊断

（一）临床表现

早期表现：肛门瘙痒症的临床表现为只在肛门的一侧或小块地方感觉不适或轻度瘙痒，逐渐瘙痒加重，长期不愈，则会蔓延到阴囊或阴唇。

中期表现:夜晚则会加重,如虫爬蚁行感,或如蚊虫叮咬、火烤状,令人难以入眠;精神紧张、饮食、饮酒或吃海味食品可引起瘙痒发作,每次数分钟或数小时,有的则持续瘙痒不止。

严重表现:瘙痒时轻时重,无定时,抓搔后可使局部皮肤出血、糜烂、刺痛;久而久之可引起神经衰弱,精神萎靡不振,厌食,失眠。

(二)诊断及鉴别诊断

根据典型的肛门瘙痒史,结合临床症状、体征,对本病不难诊断,但要明确病因则比较困难。一般肛门局部有原发病变为继发性瘙痒,否则为原发性瘙痒症。此外还应进行全身体检,有针对性地做必要的实验室检查,如血、尿、大便常规,肝、肾功能,尿糖、血糖、糖耐量试验及活组织和涂片等检查。

根据病因可分为原发性瘙痒和继发性瘙痒。

1.原发性瘙痒

原发性瘙痒不伴有原发性皮肤损害,以瘙痒为主要症状,需排除肛周器质性疾病后方可诊断。

2.继发性瘙痒

继发性瘙痒症产生于原发性疾病及各种皮肤病,伴有明显的特异性皮肤损害和原发病变,瘙痒常是原发病变的一个症状。如肛瘘、肛门湿疹、湿疣、神经性皮炎、肛管直肠肿瘤、蛲虫等引起的肛门瘙痒均属此类。

初起肛门瘙痒较轻,肛门皮肤无明显变化,多为阵发性。久病患者瘙痒较剧,持续时间较长,尤以夜间更甚,过度的搔抓或机械刺激使肛周皮肤增生肥厚粗糙,肛门皱襞加深,局部有抓痕、血痂、渗液,皱襞缝中残留粪便污垢,更重者可合并感染见有脓泡或脓性分泌物,潮红肿胀。病变可扩展至会阴、阴囊、女性外阴甚至双臀部皮肤。临床检查可发现有内痔、外痔、混合痔、肛瘘,或经实验室检查发现有糖尿病、蛲虫病、白色念珠菌感染等。

四、治疗

肛门瘙痒症根据病因可为原发性和继发性。70%肛门瘙痒继发于肛周疾病,有明显致病原因,容易治疗;原发性的肛门瘙痒不易治愈,也易复发。肛门瘙痒症治疗原则是:若能找到病因应首先除去病因,然后才考虑对症处理。关键在于局部与全身的详细检查,逐步寻找与肛门瘙痒的有关因素:如肛瘘、肛窦炎、外痔、肛乳头肥大、肠黏膜外翻、湿疣、湿疹、真菌感染、蛲虫病、糖尿病、过敏性疾病等。针对病因进行处理好转后,肛门瘙痒将逐步减轻。对于不明原因的特发性肛门瘙痒症,一般药物治疗效果不佳,可考虑采用局部注射药物或手术疗法。

(1)基础治疗:注意卫生,不食或少食刺激性食物,如辛辣食品、浓茶和咖啡、烈性酒等。衣裤应宽松合体,贴身内衣以棉织品为好。

(2)治疗原发病或并发症:如痔、肛瘘、蛲虫病等。给予相应抗生素或抗菌药治疗合并感染,或行手术治疗原发病。

(3)对仅有局部瘙痒而肛门皮肤正常者,以硼酸水清洗冷敷肛门,可加冰块使水温在 4～5 ℃冷敷。患者蹲位以纱布或脱脂棉冷敷肛门,可达到立即止痒之效。每天早、晚各一次,每次约 5 分钟,冷敷后以干毛巾拭干局部,扑以普通爽身粉,保持干燥。此型肛门瘙痒不宜外敷软膏,软膏妨碍散热,增多汗液易诱发瘙痒。宜用清凉干燥洗剂,如白色洗剂,炉甘石洗剂等。

(4)肛门皮肤呈粗糙肥厚的苔癣化损害者多有合并感染,可用适当抗生素或抗菌药剂,感染控制后,施行局部包封治疗;在清洗局部后,以酒精或苯扎溴铵溶液局部消毒,用注射用泼尼松龙注射液以注射针将药液滴于皮损部位,务使皮损充分浸入药液,患者感瘙痒减轻,局部药液干燥,再按病灶大小贴敷普通橡皮膏或含有止痒剂的软膏,也可用含有药物的成膜剂或凝胶剂做膜状包封。此方法宜于睡前施行,6～8 小时后去除硬膏或成膜包封物,清洗局部,涂以干燥洗剂或止痒气雾剂喷涂。此法对缓解瘙痒促使苔癣化损害消退有佳良效果。

(5)注射疗法:将药物注射到皮下或皮内,破坏局部感觉神经末梢,使局部感觉减退,症状消失,局部损伤治愈,50％以上的病例可永久治愈。但严重瘙痒者易复发,需再次注射治疗。注射药物不仅破坏感觉神经,也可破坏运动神经,常发生轻重不同的感觉性肛门失禁和括约肌功能不良,但过一时期可自行恢复。复方亚甲蓝注射液封闭注射具体过程:注射溶液由 1％亚甲蓝 2 mL,加 0.5％布比卡因 5 mL 及 2％利多卡因 3 mL 混合配制,肛门部皮肤消毒后,用细针将溶液注射到肛门周围皮下或皮内,每处注射3～4 滴,将瘙痒区全部注射,总量不超过 10 mL。勿注入括约肌内。注射后肛门部以无菌纱布包扎,可口服抗生素预防感染。

(6)手术疗法:原发性瘙痒经过上述治疗后不见好转或多次复发的可用手术治疗。手术方法有切除肛门部瘙痒皮肤和去肛门部皮肤神经支配两种。瘙痒皮肤切除术操作如下:局麻生效后,选择患者自觉最痒处皮肤作为切除区行放射状切除,使切口呈叶状,各切除区之间保留正常皮桥,切口上端到肛管内齿线下方,切口下端到肛门周围皮肤,经切口用剪刀从各保留的皮桥与皮下组织之间作钝性分离,断离皮下神经,创面充分止血后,用凡士林纱布填塞压迫,无菌纱布压迫包扎固定。注意缝合张力,避免裂开感染。去肛门部皮肤神经支配手术效果不佳,故应慎重采用。

第二节　肛门及肛周疱疹性疾病

一、流行病学

疱疹,一是指皮肤表面出现的黄白色或半透明的小水泡,常成片出现,里面充满液体,天花、水痘等都有这种症状;二是指一种皮肤病,病原体为病毒,症状是皮肤局部先发痒,然后出现水泡状的隆起,泡内含透明液体,自觉微痛,1～2周后结痂自愈。疱疹多发生在上唇或面部,也可发生在其他部位,故根据发生部位可把疱疹分为肛门及肛周疱疹、生殖器疱疹、单纯疱疹、带状疱疹等。家族性良性天疱疮、寻常型天疱疮、增生型天疱疮等疾病也可在肛周发生水泡及大疱,但临床少见。

本节主要介绍疱疹病毒引起的肛门及肛周疱疹性疾病的诊断及治疗。

二、病因

肛门及肛周生殖器疱疹(genital hereps,GH)是由单纯疱疹病毒(HSV)感染引起的一种性传播疾病。HSV 是有包膜的 DNA 病毒,病毒体直径 120～150 nm,病毒为 DNA 双链,以环状形式存在,整个基因组约 150 kb。HSV 分为 HSV-1 和 HSV-2 两种,HSV-1 和 HSV-2 的基因组中核苷酸有 50％的同源性。HSV 颗粒中含有 10 余种包膜蛋白,分别为 gB、gC、gD、gE、gG、gH、gI、gJ、gL 和 gM,其中 gG 具有特异性抗原决定簇,诱导产生的抗体可将单纯疱疹病毒分为 Ⅰ型和 Ⅱ型。HSV-1 主要引起口唇、咽、鼻眼等部位皮肤黏膜感染;生殖器疱疹 90％的病原体为 HSV-2,人类为其天然宿主,主要传染源是生殖器疱疹患者和无症状病毒携带者。

病毒经破损的黏膜或皮肤侵入上皮细胞内进行复制,并播散到周围的细胞,使感染的细胞遭到破坏,引起炎症反应。有些病毒在宿主免疫反应过程中清除,但有些残存的病毒经周围神经轴索传入骶神经节而长期潜伏,在饮酒、劳累、性交或感染等刺激下复发。

三、病理

表皮内水泡,表皮细胞发生气球变性、网状变性和凝固性坏死,有棘细胞松解,形成水泡,常为单环。真皮乳头轻度水肿,真皮上部炎性细胞浸润。

四、临床表现

(一)原发性肛周生殖器疱疹

疱疹病毒潜伏期 2~20 天,平均 6 天。男性好发于肛周,龟头、冠状沟、阴囊,女性好发于肛周、宫颈、阴道、外阴。原发损害为簇集性丘疹、丘疱疹、水泡,4~6 天后疱疹破裂形成溃疡、结痂,疼痛明显,发病前可伴发热、倦怠、全身不适,病情严重者,常伴腹股沟淋巴结肿大、压痛,发生于直肠者可有便秘、直肠分泌物增多、里急后重等。

(二)复发性肛周生殖器疱疹

复发性肛周生殖器疱疹多见于生殖器疱疹 HSV-2 感染者,常见于原发性肛周生殖器疱疹感染后1~4 个月。多数患者复发前数小时至 5 天出现前驱症状,表现为肛周及生殖器局部瘙痒、刺痛、麻木、会阴部坠胀等,病程较原发性生殖器疱疹短,症状体征较轻,皮损数目较少,自觉症状轻微,全身症状少见。复发性肛周生殖器疱疹发作时间一般为 7~10 天,多数患者的皮损在 4~5 天后结痂,自觉症状在 1 周后消退。

(三)疱疹性直肠炎

疱疹性直肠炎多见于男性同性恋患者,临床表现为肛周水泡或溃疡、肛门部疼痛,便秘,大便时带黏液及血性分泌物,常伴发热、全身不适、肌痛等。

此外,亚临床型生殖器疱疹(即无症状型生殖器疱疹)患者可在肛周及生殖器部位出现细小裂隙、溃疡,易被忽视。

五、诊断

(一)症状

肛周生殖器疱疹的皮损具有多样性,典型皮损为簇集性水疱,脓疱、溃疡及结痂,也可表现为非典型红斑、丘疹、裂隙、硬结、毛囊炎等。

(二)病毒分离

病毒分离培养是诊断肛周生殖器疱疹的"金标准",敏感性和特异性好,但实验室条件要求较高。标准病毒分离培养法通常需时 2~4 天。从肛周及生殖病变部位取样,经适当处理后接种于细胞、鸡胚绒毛尿囊膜进行培养。一般在24~48小时后发生病变:细胞肿大、变圆,有巨细胞或融合细胞出现,鸡胚绒毛尿囊膜上可见隆起的小白斑;也可接种于乳鼠或小白鼠脑内进行分离,动物一般于4~6天后因脑炎而死亡。

(三)细胞学检查

临床标本用 Tzanck 图片检查,用姬姆萨染液或瑞特-姬姆萨染液染色。HSV 感染细胞呈气球样变,可融合成多核巨细胞,有时可见细胞核内包涵体。

(四)抗原监测

以抗 HSV 单克隆抗体为基础,包括直接免疫荧光试验、免疫酶染色及酶联免疫吸附等免疫学方法,是目前最常见的快速诊断方法。

(五)分子生物学方法

首先从病变组织及细胞中提取病毒 DNA,再通过分子杂交及聚合酶链反应等进行检测。本法敏感性和特异性相当于免疫荧光法,但操作复杂,实验要求高。

(六)血清学检查

血清学诊断方法检测 HSV 的单克隆抗体,与组织培养病毒分离的方法有较高的符合率,以中和试验和间接免疫荧光试验使用较多,对恢复期或复发型的诊断意义不大。

六、鉴别诊断

(一)肛周湿疹

肛周湿疹是一种常见的非传染性、过敏性皮肤病。本病临床可分为急性肛周湿疹、亚急性肛周湿疹及慢性肛周湿疹。急性湿疹发病急、病程短,皮损表现为密集型粟粒大小丘疹、丘疱疹或水泡,基底潮红,渗出较多,瘙痒难忍,抓破后可见糜烂,浆液渗出。亚急性湿疹由急性湿疹演变而来,皮损以丘疹、结痂、鳞屑为主,仅有少量水泡及轻度糜烂,瘙痒剧烈。慢性湿疹常反复发作,经久不愈,皮肤常增生肥厚。

(二)肛周真菌性疾病

肛门癣皮损为丘疹或丘疱疹,从中心等距离向外扩张形成环状,边缘隆起;慢性者与肛周湿疹相似,病损呈片状斑块,色素脱失,苔藓化,伴瘙痒。

肛门毛癣皮损为水疱或脓疱,皮肤肿胀,界限清楚,毛囊呈结节状突起,上覆银白色鳞屑,屑脱落后露出红色,阴毛折断或脱落。

肛周花斑癣皮损为斑疹,上覆有细小发亮的鳞屑,除去鳞屑后遗留下褪色的斑疹。真菌检查可见花瓣癣菌。

肛门白色念球菌病皮损为皮肤潮红,米粒大小圆形红色扁平丘疱疹、糜烂、渗出,上覆发白的膜状鳞屑,边界清楚。显微镜下可见菌丝和芽孢。

肛周放线菌病皮损为皮肤凹凸不平,呈板状肿硬,炎性浸润,散在蜂窝状脓腔、瘘道、瘢痕,脓汁中有硫磺色颗粒,病理检查可见特殊肉芽组织增生。

(三)肛周接触性皮炎

肛周接触性皮炎是指肛周皮肤接触外界某些物质后引起的一种炎症反应性皮肤病,根据发病机制可分为刺激性接触性皮炎和变态反应性接触性皮炎。

肛周变态反应性触性皮炎皮疹初起为红斑,稍有水肿或密集的粟粒红色丘疹,重者呈丘疱疹、水泡甚至大疱;患者自觉瘙痒剧烈,但全身症状较轻,病程有自限性。

肛周急性刺激性接触性皮炎多为接触强刺激物,如强酸、强碱等,表现为接触后皮肤出现红斑、肿胀、大疱、糜烂,甚至皮肤坏死等,临床罕见。肛周慢性刺激性接触性皮炎是接触弱刺激物引起,表现为皮肤干燥、发红、脱屑及皲裂等。

(四)肛周鲍温样丘疹病

鲍温样丘疹病是一种临床上较少见的疾病,鲍温样丘疹病的病因目前尚不完全清楚,一般认为可能与人乳头瘤病毒(HPV)、念珠菌、疱疹病毒感染等有关。鲍温样丘疹病皮损表现为多个或单个色素性丘疹,大小不等,直径 2~10 mm,红褐或褐黑色,呈圆形、椭圆形或不规则形,境界清楚,丘疹表面可光亮呈天鹅绒外观,或轻度角化呈疣状。皮损好发于腹股沟、外生殖器和肛周的皮肤黏膜,男性好发于阴茎、包皮、龟头和系带处,少数见于阴囊。女性好发于大小阴唇、会阴部,此外,阴道口、腹股沟和肛门周围皮肤也可发生。一般无自觉症状,少数患者可有瘙痒、较轻微的疼痛。临床上常被误诊为扁平的尖锐湿疣,因此,诊断本病有必要结合组织病理检查。

鲍温样丘疹病在组织病理学上类似于鲍温病,其特征为表皮呈银屑病样增生,角化过度,伴灶性角化不全,明显的肉芽肿灶,细胞极性消失,非典型的核分裂,以及具有角化不良的多核、坏死、不典型的角朊细胞。真皮乳头层水肿,毛细血管弯曲扩张,周围有慢性炎症细胞浸润。

(五)肛周天疱疮

天疱疮是一种以皮肤黏膜松弛性水泡、大疱为主要表现的自身免疫性皮肤病,本病临床上可分为寻常型、殖型、落叶型和红斑型,其中寻常型天疱疮和殖型天疱疮可侵犯肛周及外阴。

寻常型天疱疮可发生于全身任何部位,以头面、颈、胸、背、腹股沟等处常见,也可累及肛周及外阴,皮损表现为在外观正常的皮肤上或在红斑上,突然发生如豌豆或蚕豆大小的疱壁薄而松弛的水泡;疱壁易破而形成糜烂、出血,结黄褐色痂,糜烂面难愈合,愈合后留有色素沉着;用手指压水泡顶部,其疱向四肢扩散,或用指轻擦疱周围正常皮肤时,表皮易发生剥离,此即尼氏征阳性。

增生型天疱疮常侵犯口腔、外阴、肛周等处皮肤及黏膜。皮损初起为松弛水泡,极易破裂形成糜烂面和蕈样、乳头状增生,表面有脓液和浆液渗出,覆盖厚痂。

本病的细胞病理学检查可见天疱疮细胞(细胞呈圆形、卵圆形;细胞间桥消失;细胞核呈圆形,染色较淡,可见核仁;细胞质嗜碱性,在细胞周缘变得较致密,形成深蓝色晕),水泡基底涂片可找到棘突松解细胞。本病直接免疫荧光试验可见棘细胞间有 IgG 为主的抗体和 C_3 呈网状沉淀;间接免疫荧光试验可以发现有抗表皮棘细胞间物质特异抗体(天疱疮抗体),其滴度在 1:20 以上为阳性。寻常型天疱疮细胞病理学检查可见棘细胞层上方,尤其是基底层上发生棘刺松解,产生裂隙、水泡,基底仅剩一层基底细胞;疱液中有棘刺松解细胞,细胞较棘细胞大,呈圆形,核浓缩居中,胞质均匀一致,核周有一层淡染清晰区;疱底有绒毛形成;真皮上部轻度水肿,有少数嗜酸性粒细胞、中性粒细胞浸润。增殖型天疱疮细胞病理学发现早期损害为棘层下方有棘刺松解、裂隙或空腔形成,可发现绒毛;表皮内有嗜酸性粒细胞小脓肿;晚期表现为表皮角化过度,棘层肥厚呈乳头瘤样增生。

(六)家族性良性慢性天疱疮

本病是一种少见的常染色体显性遗传性皮肤病,其特征表现为反复出现成群的水疱或大疱,易破裂形成糜烂面或结厚痂,有向四周扩散或相互融合的倾向;本病好发于颈、项、腋、腹股沟,少见于肛周、乳房下、腘窝和躯干等部位。发生在肛周者易被误诊为肛周湿疹。本病细胞病理学示表皮基底细胞层上裂隙或水疱,有广泛的棘层松解细胞,真皮内有中等量淋巴细胞浸润。

(七)类天疱疮

类天疱疮是一种获得性自身免疫性大疱性皮肤病,好发于老年人,临床表现极为多样,以泛发的瘙痒性大疱疹为特点,表现为慢性、复发性、表皮下大疱,尼氏征阴性。开始容易被误诊,尤其在疾病的早期或不典型病例,患者可以完全没有大疱。本病多数患者血清中存在抗基膜带的自身抗体,免疫电镜显示这种抗体结合在基膜带的透明板;本病循环抗体的靶抗原是位于半桥粒上的 BP230 和BP180。BP230 即大疱性类天疱疮抗原Ⅰ,属胞质内蛋白;BP180 即大疱性类天疱疮次要抗原,属于跨膜蛋白。

皮损表现可见在健康皮肤上出现红斑及疱壁紧张的表皮下水泡,豆大至鸡蛋大小,呈半球形,疱液为黄色透明之疱液,有时呈血疱;水泡破裂后形成糜烂面,愈合较快,愈后有色素沉着。

本病的细胞病理改变表现为表皮下的空疱,逐渐扩大为表皮下的大疱,大疱边缘呈圆形,大疱侧壁的表皮细胞明显延长,细胞桥没有损害,因此没有棘层松解现象;大疱顶部的表皮可发生坏死和分解,但角质层无改变。本病在外观正常皮肤上发生的大疱皮损,真皮变化一般较轻。血管周围有稀疏的细胞浸润,主要是淋巴细胞混杂着少许嗜酸性粒细胞;在红斑基础上发生的大疱,真皮浅层血管周围有广泛炎性细胞浸润,主要为嗜酸性粒细胞及少数的中性粒细胞、淋巴细胞。

七、治疗

肛周疱疹性疾病的治疗主要是针对病因治疗。因肛周生殖器疱疹最常见,故这里主要介绍肛周生殖器疱疹的治疗

(一)抗病毒治疗

肛周生殖器疱疹的治疗主要是抗病毒治疗,常用方案如:原发性肛周生殖器疱疹者,可用阿昔洛韦片,初治成人常用量一次 0.2 g(2 片),一天 5 次,共 10 天;或一次 0.4 g(4 片),一天 3 次,共 5 天;或用伐昔洛韦,0.25 g,2 次/天;或泛昔洛韦片,0.25 g,3 次/天,连服 5~7 天。复发性感染者可用阿昔洛韦片一次 0.2 g(2 片),一天 5 次,共 5 天;复发性感染者的慢性抑制疗法,用阿昔洛韦片一次0.2 g(2 片),一天 3 次,共 6 个月,必要时剂量可加至一天 5 次,一次 0.2 g(2 片),共 6~12 个月。

对于复发性肛周生殖器疱疹最佳治疗是应在前驱症状或损害出现 24 小时内开始治疗。对于原发感染症状严重或除肛周外皮损广泛者可用阿昔洛韦 5~10 mg/(kg·d),每 8 小时 1 次,用 5~7 天或直到临床症状消退,同时给予大剂量静脉滴注丙种球蛋白。

(二)局部治疗

局部治疗应保持肛周清洁、干燥。皮损处可外涂阿昔洛韦霜、1％喷昔洛韦乳膏和酞丁胺霜等。

(三)免疫调节治疗

对复发频繁、症状严重的肛周生殖器疱疹患者，可考虑使用免疫调节剂，如胸腺五肽、干扰素等。

(四)物理治疗

可用周林频谱仪局部照射，每次 10～15 分钟，每天 2 次；亦可用 He-Ne 激光照射，每次 8～10 分钟，每天 1 次。

(五)中医治疗

1.中医内治

中医一般将肛周生殖器疱疹分为湿热下注、热毒内蕴及肝肾阴虚三个证型。湿热下注型用龙胆泻肝汤加减；热毒内蕴型用黄连解毒汤、五味消毒饮加减；肝肾阴虚型用知柏地黄汤加减。

2.中医外治

可选用三黄洗剂湿敷，每天 2 次；或新鲜马齿苋捣烂成糊状，涂覆患处，每天 2 次；或大青叶30 g、马齿苋 30 g、野菊花 20 g、紫草 20 g、香附 15 g 煎水泡浸或湿敷患处，每天 2 次。疱疹性直肠炎者，在内服中药时还可以用以上中药液经肛门直肠滴注，适宜温度下每次 50～100 mL，15～30 滴/分缓慢滴入，2 次/天。

八、预后

肛周疱疹性疾病预后良好，但容易复发，关键在于预防，如杜绝不良性行为，保持肛门局部清洁、干燥。

九、述评

肛门及肛周疱疹性疾病是一大类疾病，包含有许多疱疹性皮肤病在内，本节只是简要地介绍了疱疹病毒引起的肛门及肛周疱疹性疾病的诊断及治疗。因此，对肛门及肛周疱疹性疾病，临床务必认真鉴别诊断，不可掉以轻心。单从疱疹形态难以鉴别疾病性质，病史、家族史、细胞病理、免疫学，甚至分子生物学检查都是重要的信息资源。同时，要看到即使诊断清楚了，治疗的彻底性也是难题，病毒性、真菌性疱疹疾病的治疗中不仅患者治疗的依从性差，反复发作与感染导致效果也不是很稳定，从而患者对诊断和治疗的认可度下降；尤其是自身免疫性疱疹与遗传性疱疹皮肤病,存在的问题还很多,临床医师必须有足够的认识。临床上,中西医结合治疗往往是加强效果的好方法,值得探索。

第三节 肛周湿疹

一、流行病学

肛周湿疹是专指发生于肛门周围皮肤的一种变态反应性皮肤病,是湿疹的一种类型。病变多局限于肛门口及其周围皮肤,但也有累及臀部、会阴及阴囊等处,临床上具有多形性皮损、明显渗出倾向、反复发作、病程不定、经久不愈及易复发等特点。湿疹是根据皮损的临床特点和形态学特征来命名的疾病,它包含了一群疾病。许多有湿疹样表现的疾病,一旦查明原因,即按独立的疾病进行处理,例如接触性皮炎。

二、病因、病理

本病病因较为复杂,多由于外因与内因相互作用所致,其他影响因素亦较多,常常难以追寻和去除。

(一)内因

1.体质与遗传

患者具有过敏体质是本病的主要因素,个体素质及健康状况可以导致其对生活和工作环境中的许多物质过敏,有些患者改变环境、经过锻炼、体质增强后,再接受以往刺激因子,可不再发生湿疹,说明湿疹的发生与体质有密切关系。本病与遗传基因也有一定关系,遗传性过敏体质对致病因子有较高的敏感性。

2.精神因素与自主神经功能紊乱

精神紧张、失眠、焦虑压抑、过度劳累等,常可诱发湿疹,或使症状加重。

3.消化系统功能障碍

胃肠功能紊乱可造成黏膜的分泌物吸收功能失常,使异性蛋白或变应原进入体内而发生湿疹。

4.内分泌紊乱

女性内分泌紊乱,月经不调,糖尿病等也易并发湿疹。

(二)外因

包括各种物理和化学因素,例如创伤、摩擦、人造纤维、局部环境的湿热或干燥、尘螨、食物中的鱼虾蟹等。在肛肠专科疾病中,痔、直肠脱垂、肛瘘、肛管上皮缺损、肛门失禁等疾病的分泌物刺激肛门周围皮肤也可引起湿疹。

(三)发病机制

肛周湿疹的发病机制复杂,多认为是在内因和外因的作用下引起的一种迟发型变态反应,有些往往无明确的过敏源,说明患者反应性的改变,常涉及多方面的因素,有些还不清楚,有待进一步研究。

(四)病理

病变部位多局限于肛门周围皮肤,少数可累及会阴部。根据湿疹发病的不同阶段,可见红斑、丘疹、水疱、脓疱、渗出、糜烂、结痂、脱屑等多形性皮损,常成对称性分布。

三、临床表现

按发病过程和表现可分为急性湿疹、亚急性湿疹和慢性湿疹。各型湿疹的主要特点有:显著瘙痒,不同程度的红斑,水泡,苔藓样变,脱屑。

(一)急性湿疹

起病迅速,初起在红斑的基础上出现小丘疹、丘疱疹、小水泡并可融合成片,在皮损的周边出现散在的丘疹、水泡,边界不清,在肛门周围呈对称性分布。病程一般为1～2周,愈后容易复发。

(二)亚急性湿疹

皮损以小丘疹、鳞屑、结痂为主,糜烂、渗出明显减轻。

(三)慢性湿疹

可有急性、亚急性湿疹反复发作迁延而来,也可以一开始即为慢性。表现为皮肤粗糙、浸润肥厚、苔藓样变、抓痕、色素沉着,皮损边缘较清楚。

(四)肛周症状

1.肛门瘙痒

肛门湿疹的最主要表现,呈阵发性奇痒,严重者可影响睡眠。

2.肛门潮湿、溢液

水泡和脓疱破裂后,浆液或脓液流出,可引起肛门潮湿不适,甚者导致肛门皮肤磨损或糜烂。

3.肛门疼痛

若肛周皮肤继发感染发炎,可产生肛门疼痛和排便时疼痛。

四、诊断

根据病史,皮疹呈对称性分布,呈红斑、丘疹、丘疱疹、水泡等多形损害、易于渗出,瘙痒剧烈,易复发及慢性期皮肤肥厚、苔藓样变等特征易于诊断。

五、鉴别诊断

肛周湿疹主要与肛周接触性皮炎进行鉴别。肛周接触性皮炎的病因以外因为主,病因明确,而肛周湿疹以内因为主,病因不明;接触性皮炎的疹型多较单一,边界清楚,而湿疹皮疹多形性边界欠清,常对称分布;接触性皮炎的病程具有自限性,而湿疹病程较长,反复发作,容易转为慢性。

六、治疗

肛周湿疹的治疗大多以对症治疗为主,主要有如下几个方面。

(一)一般治疗

1.寻找病因

尽可能对患者的工作环境、饮食习惯、嗜好及思想情绪等方面作深入的了解,寻找潜在的病因,并对全身情况进行全面检查,有无慢性病灶、内脏器官疾病及肛门直肠疾病。

2.避免刺激

避免各种可能致病的外界刺激,如过度的搔抓、洗拭,潮湿,积汗,皮毛制品,刺激性的食物等。

(二)外用疗法

(1)急性期红斑、糜烂、渗出以 1:20 醋酸铝液湿敷,每天 2～3 次,如渗液过多可持续湿敷。

(2)亚急性期可选用油剂、霜剂、糊剂,如氧化锌糖皮质激素霜。

(3)慢性湿疹选用软膏剂、糊剂或加焦油制剂,小范围慢性湿疹可应用糖皮质激素软膏。

(三)内服治疗

1.抗过敏

常选用组胺类药物以止痒,必要时可两种配合或交替使用,或配服镇静药。

因湿疹多在夜间瘙痒剧烈,服药时间可在晚餐后或睡前;急性或亚急性泛发性湿疹时,可予 5％溴化钙、10％葡萄糖酸钙或 10％硫代硫酸钠溶液静脉注射,每天一次,每次 10 mL,10 次为 1 个疗程。

2.抗生素的应用

当合并广泛感染者则应配合应用有效的抗生素治疗。

3.慎用激素

激素虽对消炎、止痒及减少渗出的作用较快,此药口服和注射一般不宜使用,停用后很快复发,长期应用易引起较多不良反应。老年患者滥用激素后,易发展成继发性红皮病。

此外,B 族维生素、维生素 C 以及调节神经功能的药物亦有帮助。

(四)注射治疗

有人配制蓝罗液(由亚甲蓝、甲磺酸罗哌卡因、2％利多卡因注射液、生理盐水、地塞米松注射液配合成混合液)在肛周湿疹皮损内呈扇形皮下注射,疗效可靠。

七、预防

(1)参加体育锻炼,增强体质,避免过度疲劳和精神过度紧张。

(2)避免刺激性食物,如鱼、虾、咖啡等,不抽烟、饮酒。

(3)肛门最佳清洁剂是水,冷水冲洗后再用烘干器干燥,对肛门湿疹的预防和治疗颇有益处。勿用热水或肥皂水清洗,不乱用止痒药物。

(4)治愈后应避免各种外界不良刺激,以免复发。

第四节　肛周接触性皮炎

一、概述及流行病学

接触性皮炎是皮肤或黏膜接触外源性刺激物后,在接触部位甚至以外的部位发生的急性或慢性炎症性反应。本病专指发生于肛门及其周围的一种炎症反应,多数由于反复接触,而演变成慢性病程,肛门瘙痒是其突出的症状。流行病学研究显示,女性比男性更易发生接触性皮炎。

二、病因、病理

肛门周围皮肤比较薄弱,缺乏强韧的角质层,而且神经末梢丰富,因此这一区域对刺激具有很强的敏感性。诱发本病的刺激因素很多,往往不是单因素致病,常见的有以下几种。

(一)粪便污染

由于粪便直接与肛门部皮肤接触,所以历来是研究者关注的焦点,几乎所有的研究都强调了粪便和渗出液作为刺激性接触因子在发病过程中的作用,而排便次数的多少与本病的发生呈正相关。在腹泻时粪便中的化学物质、生物物质都能刺激皮肤,有研究指出,腹泻时肛门皮肤的瘙痒或灼热感主要是由于强碱性稀便引起,此时患者的粪便 pH 与本人肛周皮肤 pH 持平。亦有研究显示,接触粪便后出现的皮肤瘙痒在清洗皮肤后可以消退,肛门瘙痒是粪便接触的刺激效应而不是变态反应。

(二)体液和黏液浸渍

被认为是发病的另一个重要原因,肥胖体形者深在的臀沟,严重的内痔、直肠脱垂或子宫脱垂合并黏液渗出,阴道炎患者白带增多,将在局部形成持续浸渍的环境,长期刺激肛周皮肤而发病。着装不良,窄小而粗糙的内裤,导致体热和汗液不易散发,也可刺激肛周皮肤发生炎症反应。

(三)肛门括约肌功能不全

肛门括约肌张力低下,因反复的粪便渗漏污染肛周皮肤而致病。在接受直肠癌低位前切除术的患者中,因为肛门括约肌功能不全,在术后早期也有较高的发病率。

(四)粪便潴留

有研究发现本病患者多伴有排便不尽、粪便潴留病史。

(五)食品因素

食品的成分可以直接发挥刺激作用,亦可以通过影响粪便的组成和排便次数,间接刺激肛周皮肤。常见的食品有乳酪制品、啤酒和辣椒等。

三、临床表现

接触性皮炎在急性期可表现为红斑、水泡、渗出。亚急性、慢性期可表现为红斑、粗糙、脱屑、龟裂等。

本病多起病缓慢,主要表现为肛门部的瘙痒、灼热和潮湿感,症状反复发作,于排便次数增多、便质稀溏、精神紧张、过劳或夏季时比较严重,夜间的瘙痒可影响睡眠,反复的搔抓可造成局部皮肤的擦伤,引起疼痛。部分患者瘙痒的区域可延及到会阴部和阴囊、外阴或腹股沟。常合并有胃肠功能紊乱、痔病、直肠脱垂、肛门括约肌松弛、子宫脱垂、真菌性阴道炎等病史。本病的病程有自限性,一般于去除病因后,若处理得当,1~2周可痊愈。但再次接触刺激物时可再发。反复接触或处理不当,可以转为亚急性或慢性皮炎。

检查可见肛门周围皮肤以潮湿为主要表现,局部潮红、糜烂、渗出,间有残留粪便污垢,肛门皮肤皱褶加宽,有放射状皲裂或线样溃疡,可见擦伤痕迹。病程较长者可见皮肤局限性浸润肥厚,表面苍白粗糙,似皮革样,边缘清楚,呈现典型的苔藓样改变。

肛门专科检查可发现有内痔、直肠脱垂、肛门括约肌张力下降等疾病。肛门镜检查可见肛管充血、可有散在的皲裂,直肠壶腹常有湿润不成形的残留粪便附着。肛门括约肌压力测定可有助于评估肛管直肠的静息压和最大耐受容量。妇科专科检查可排除阴道的炎性疾病和子宫脱垂。

四、诊断与鉴别诊断

根据患者接触史,在肛门周围皮肤突然发生境界清晰的急性皮炎,皮疹多为单一形态,除去原因后皮损很快消退等特点,易与其他皮炎鉴别。接触史在接触性皮炎的诊断中至关重要,问诊时要有足够的耐心和细心,详细了解患者的饮食、穿衣习惯,排便习惯,用药情况,结合相关检查即可发现本病的原因。

五、治疗

治疗原则寻找病因,脱离接触物质,积极对症处理。

(一)病因治疗

1.治疗肛门直肠和妇科原发疾病

必要时手术切除脱出的内痔、脱垂的直肠或子宫,积极处理肛门失禁和阴道炎。

2.降低排便的频率和改善大便的性状

对有稀便的患者可增加膳食纤维的摄入而改善排便,中医药疗法亦可提供更多的选择。

3.清洁灌肠

对直肠有残留稀便附着的患者、直肠癌低位前切除术后患者以及括约肌功能不全的患者,用温生理盐水每次 100 mL 低压灌肠,使直肠壶腹部保持清洁状态,可以减少因为残便渗漏造成的污染。夜间瘙痒加重,影响睡眠的患者在睡前也可试用。建议指导患者学习、掌握该方法,居家时使用洗耳球进行灌肠。

4.隔离污染物

对患有肛门及妇科原发疾病如内痔脱出、直肠或子宫脱垂、肛门括约肌松弛等有渗漏污染的患者,日常使用消毒棉块垫在肛门口,及时吸附漏出或渗出的污染物,并经常更换棉块。对有胃肠功能紊乱,每天多次排出稀便者,于便前在肛管和肛周皮肤涂抹氧化锌油,有助于隔离污染物。

5.改善肛周浸渍环境

每次排便后用清水冲洗肛门,用吹风筒吹干清除潮湿,局部涂上滑石粉或爽身粉,营造出干燥清洁的环境。

(二)药物治疗

1.镇静剂

镇静剂有助于提高瘙痒的阈值,常用于合并失眠的患者。

2.局部治疗

急性期红肿明显选用炉甘石洗剂外搽,渗出多时用 3% 硼酸溶液湿敷。

3.注射疗法

适用于瘙痒已严重影响生活质量的患者。注射的液体是 10 mL 1% 亚甲蓝＋5 mL 生理盐水＋7.5 mL 0.25% 丁哌卡因与肾上腺素(1/200 000)＋7.5 mL 利多卡因。患者静脉麻醉后,取俯卧折刀位进行皮内和皮下注射,覆盖整个瘙痒区,近期疗效满意,随访 2～5 年,症状有实质性的改善。

六、预后

只要找出发病原因,积极进行对因治疗,症状很快得到缓解。一旦重新接触刺激物,症状可以反复发作。刺激因素长期存在,肛周皮肤炎症反应可演变成为慢性经过,迁延不愈。

参 考 文 献

[1] 江小艳,杨英楠.肛肠疾病的中医外科护理[M].上海:上海大学出版社,2021.

[2] 李师,梁秋.李师教授肛肠病诊治学术经验集[M].沈阳:辽宁科学技术出版社,2021.

[3] 张天奉,钱自亮,冯军,等.肛肠疾病一本通[M].广州:广东科技出版社,2021.

[4] 靳胜利,王传海,李又耕,等.肛肠疾病中医特色外治206法[M].北京:中国医药科学技术出版社,2021.

[5] 王真权.中医谈肛肠保健[M].北京:科学技术文献出版社,2021.

[6] 马青原,贺潇月,刘峰,等.常见肛肠疾病中医临床诊治策略[M].北京:科学技术文献出版社,2021.

[7] 陈少明,于永铎,陈鹏,等.现代中西医结合肛肠瘘治疗学[M].天津:天津科学技术出版社,2021.

[8] 张全辉.肛肠外科常见病诊治与微创技术应用[M].北京:科学技术文献出版社,2021.

[9] 叶玲.闽派中医肛肠名医传薪录[M].北京:科学出版社,2021.

[10] 于佳远.临床常见疾病诊断及治疗要点[M].北京:中国纺织出版社,2021.

[11] 孙尚锋.临床肛肠疾病诊疗[M].天津:天津科学技术出版社,2020.

[12] 黄如华.肛肠病临床杂谈[M].福州:福建科学技术出版社,2020.

[13] 于边芳.肛肠疾病诊疗学[M].天津:天津科学技术出版社,2020.

[14] 卜瑞祺.肛肠疾病中西医治疗进展与实践[M].昆明:云南科学技术出版社,2020.

[15] 田崴.实用外科与麻醉[M].长春:吉林科学技术出版社,2020.

[16] 徐万鹏.肛肠外科疾病诊疗[M].北京:科学技术文献出版社,2020.

[17] 杨巍,陆宏.肛肠病临床问题与策略[M].北京:科学出版社,2020.

[18] 李海青.肛肠病现代治疗进展[M].哈尔滨:黑龙江科学技术出版社,2020.

[19] 贾小强.中医肛肠专科诊疗手册[M].北京:人民卫生出版社,2020.

[20] 李国利.肛肠外科诊疗技术与临床[M].北京:科学技术文献出版社,2020.

[21] 彭文.现代肛肠外科疾病手术治疗[M].哈尔滨:黑龙江科学技术出版社,2020.

[22] 李国峰.肛肠疾病中西医结合诊治精要[M].长春:吉林科学技术出版社,2020.

[23] 柳晓东.实用肛肠科疾病诊断与防治[M].福州:福建科学技术出版社,2020.

[24] 范明峰.新编肛肠外科疾病手术实践[M].沈阳:沈阳出版社,2020.

[25] 沙静涛.肛肠外科疾病基本知识与技术[M].天津:天津科学技术出版社,2020.

[26] 汪少华.现代肛肠病的中西医结合诊疗学[M].哈尔滨:黑龙江科学技术出版社,2020.

[27] 王晓亮,朱建斌.结直肠癌微创治疗技术[M].上海:上海科学技术出版社,2020.

[28] 刘秦鹏.现代临床外科疾病诊断与治疗[M].天津:天津科学技术出版社,2020.

[29] 柳越冬.一本书读懂肠息肉[M].郑州:中原农民出版社,2020.

[30] 江学良.溃疡性结肠炎中西医诊疗手册[M].天津:天津科学技术出版社,2020.

[31] 倪强.外科疾病诊疗学[M].天津:天津科学技术出版社,2020.

[32] 王萍.普通外科疾病诊治策略[M].长春:吉林科学技术出版社,2020.

[33] 宋立峰.中西医肛瘘诊疗及护理[M].北京:科学技术文献出版社,2020.

[34] 王琨.临床外科手术诊治与围术期管理[M].南昌:江西科学技术出版社,2020.

[35] 申伟.现代临床诊疗实践[M].北京:科学技术文献出版社,2020.

[36] 陈国盛,唐颖先.通渠膏穴位敷贴预防肛肠病术后尿潴留[J].医师在线,2022,12(1):38-39.

[37] 夏常青,王新征,房文辉.中西医结合无痛化治疗模式在肛肠疾病患者围手术期的应用[J].山东医药,2021,61(13):78-80.

[38] 吴洪,弋坤,赵红波.不同切开方式中医挂线疗法治疗肛瘘临床疗效及对肛肠动力学指标和复发的影响[J].解放军医药杂志,2021,33(1):108-111.